胃健康与
幽门螺杆菌防控手册

主审　吴　静　张建中
主编　王宝华　刘　芳

科学技术文献出版社
SCIENTIFIC AND TECHNICAL DOCUMENTATION PRESS
·北京·

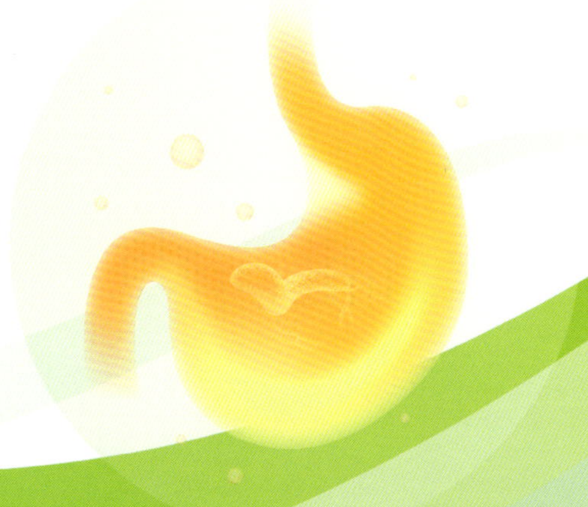

图书在版编目（CIP）数据

胃健康与幽门螺杆菌防控手册 / 王宝华, 刘芳主编.
北京：科学技术文献出版社, 2025. 5. -- ISBN 978-7
-5235-2337-7

Ⅰ. R573.6-62

中国国家版本馆 CIP 数据核字第 2025T8J947 号

胃健康与幽门螺杆菌防控手册

策划编辑: 孔荣华　王　霞　责任编辑: 王　霞　责任校对: 张永霞　责任出版: 张志平

出　版　者	科学技术文献出版社
地　　　址	北京市复兴路15号　邮编 100038
编　务　部	（010）58882938，58882087（传真）
发　行　部	（010）58882905，58882868
邮　购　部	（010）58882873
官　方　网　址	www.stdp.com.cn
发　行　者	科学技术文献出版社发行　全国各地新华书店经销
印　刷　者	北京地大彩印有限公司
版　　　次	2025年5月第1版　2025年5月第1次印刷
开　　　本	880×1230　1/32
字　　　数	51千
印　　　张	3.5
书　　　号	ISBN 978-7-5235-2337-7
定　　　价	36.00元

版权所有　违法必究

购买本社图书，凡字迹不清、缺页、倒页、脱页者，本社发行部负责调换

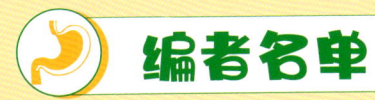 编者名单

主 审 吴 静 张建中

主 编 王宝华 刘 芳

副主编 王 宁 蔡小宁

专家组 胡伏莲 吴 静 张建中 丁士刚 张声生
　　　　 杨云生 刘文忠 高峰玉

编写组（排名不分先后）
　　　　 王宝华 刘 芳 王 宁 蔡小宁 厚 磊
　　　　 陈 波 姬一兵 冯雪菲 韩亚蓉 王宇琦
　　　　 齐 聪 王晓雪 郭晓敏 孟庆联 王华东
　　　　 吕逸丽 康 锴 冯石献 周金意 缪伟刚
　　　　 郭晓雷 付振涛 姜 帆 陈 扬 伍福仙
　　　　 张 涛 陈洁平 沈妙言 杨佳娟

前 言

  随着社会的发展和人们生活水平的提高，消化系统疾病已成为我国居民就诊的常见疾病。幽门螺杆菌已被证实是多种胃部疾病的罪魁祸首，如慢性胃炎、消化性溃疡和胃癌等，严重威胁着胃健康。1994年，国际癌症研究机构将幽门螺杆菌列为 I 类致癌因子，明确指出其与胃癌的密切关联。2023 年 6 月发布的《中国幽门螺杆菌感染防控》白皮书中提到，我国幽门螺杆菌感染率接近 50%，约有 7 亿人受到其困扰。因此，提高公众对幽门螺杆菌的认识、降低感染率、预防胃癌的发生，已成为促进胃健康的重要任务。

  幽门螺杆菌主要通过口－口传播，共用餐具是最常见的传播途径，尤其是在家庭聚餐中。分餐制和科学的清洁消毒方法是阻断病菌传播的有效手段。随着人们健康意识的增强，向每个家庭宣传科学的护胃观念，培养健康的生活方式，特别是健康的饮食和卫生习惯，对于预防消化系统疾病、促进胃健康具有重要意义。

本书由中国疾病预防控制中心慢病中心联合国内慢性病防控和消化领域的专家团队编写，针对家庭幽门螺杆菌感染的防控和胃健康保护等热点问题，以及基层肿瘤防控工作中群众关心的内容，结合国内外最新科研进展和专家共识，答疑解惑，消除误解，传播科学知识。书中内容深入浅出，通俗易懂，兼具科学性、知识性和实用性，是家庭健康生活的必备科普读物。

本书得到国家重点研发计划"主动健康和人口老龄化科技应对"重点专项支持，项目名称：老年常见重大慢病防控及其危急重症转化救治的创新技术应用示范（编号：2024YFC3607800）。

王宝华　刘　芳
中国疾病预防控制中心慢病中心

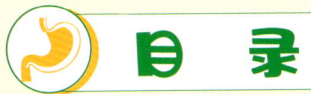

目 录

第一章 影响胃健康的疾病有哪些? ………… 1

了解胃的结构和功能 ……………………………2

影响健康的胃部疾病主要有哪些? ……………4

胃癌的定义及危害 ………………………………7

胃癌的分布特点 ………………………………10

第二章 胃癌的危险因素有哪些? …………… 15

幽门螺杆菌感染 ………………………………16

遗传和性别因素 ………………………………17

胃的癌前疾病和癌前病变 ……………………17

饮食习惯 ………………………………………18

吸烟饮酒 ………………………………………19

精神因素、血型因素 …………………………20

其他因素 ………………………………………20

第三章　如何早期发现胃癌？ ········· 23

胃癌有哪些临床表现？ ················· 24
一旦怀疑胃癌，应当做哪些检查？ ········· 29
哪些人是胃癌高危人群？ ··············· 33
哪些人群需要定期做胃镜检查？ ··········· 34

第四章　如何预防胃癌？ ············ 37

预防和根治幽门螺杆菌感染 ············· 38
健康膳食，养成良好的饮食习惯 ··········· 39
平衡心态，精神愉快 ·················· 41
戒烟限酒 ························· 42
定期进行胃镜检查，治疗癌前疾病 ········· 42

第五章　为什么说幽门螺杆菌是胃中"隐形杀手"？ ··· 45

什么是幽门螺杆菌？ ·················· 46
幽门螺杆菌有哪些危害？ ··············· 49
幽门螺杆菌感染会增加胃癌风险吗？ ········ 50
有无害的幽门螺杆菌吗？ ··············· 53
人类是幽门螺杆菌的唯一自然宿主吗？ ······ 54

第六章　如何确定是否感染了幽门螺杆菌？……… 57

哪些症状提示可能感染了幽门螺杆菌？………………… 58
如何检测是否感染了幽门螺杆菌？……………………… 59
呼气试验有放射性吗？…………………………………… 63
是否有居家检测幽门螺杆菌的方法？…………………… 64
每年都要检测幽门螺杆菌吗？…………………………… 66
家庭成员感染了幽门螺杆菌，需要全家检测吗？……… 67

第七章　幽门螺杆菌可以根除吗？………………… 69

检测出幽门螺杆菌，一定要及时进行根除吗？………… 70
儿童感染后，需要治疗吗？……………………………… 72
老年人感染后，需要治疗吗？…………………………… 73
根除幽门螺杆菌，需要如何吃药？……………………… 75
是否可以网购药物治疗幽门螺杆菌？…………………… 77
治疗期间，可以喝酒吗？………………………………… 79
治疗结束后，如何进行复查？…………………………… 80
根除幽门螺杆菌后，还会再次感染吗？………………… 81

第八章　幽门螺杆菌如何传播？ …………… 83

幽门螺杆菌有哪些传播途径？ ………………… 84

幽门螺杆菌会"一人感染，全家遭殃"吗？ ……… 86

一起吃饭会传染幽门螺杆菌吗？ ………………… 86

咀嚼喂食会使小朋友感染幽门螺杆菌吗？ ……… 87

接吻会传染幽门螺杆菌吗？ ……………………… 88

第九章　如何预防幽门螺杆菌感染？ ………… 91

哪些是幽门螺杆菌感染的高危人群？ …………… 92

哪些健康生活习惯可以预防幽门螺杆菌感染？ … 93

聚餐时如何避免幽门螺杆菌感染？ ……………… 95

吃外卖会增加幽门螺杆菌的感染风险吗？ ……… 97

如何进行家庭消毒预防幽门螺杆菌感染？ ……… 99

第一章

影响胃健康的疾病有哪些?

了解胃的结构和功能

胃是消化系统中的一个重要器官,其结构复杂且精细,可确保人体能够有效地消化和吸收食物中的营养物质。以下是对胃结构的详细解释。

1. 胃的结构

胃大部分位于人体的左季肋区,小部分位于腹上区。根据划分标准的不同,胃可以分为不同的部分。

按功能区域划分:胃可以分为贲门、胃底、胃体和幽门四个部分。

(1)贲门:胃的最上部,靠近食管的部分,负责控制食物进入胃的流量,防止食物逆流回食管。

(2)胃底:胃的上部,位于贲门以上,是消化过程的主要场所。

(3)胃体:贲门以下的部分,位于胃的左上方,主要用于储存食物和分泌胃酸。

(4)幽门:胃的出口,连接着十二指肠,控制着食物从胃进入十二指肠。

按结构层次划分:胃壁可以分为四层,分别是黏膜层、黏膜下层、肌层和浆膜层。

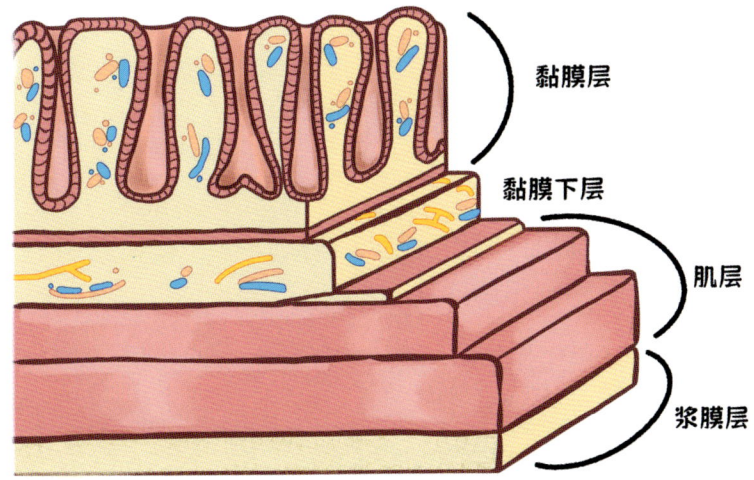

除了上述主要部分，胃还具有一些其他重要的结构特征，如胃小弯、胃大弯、角切迹等。

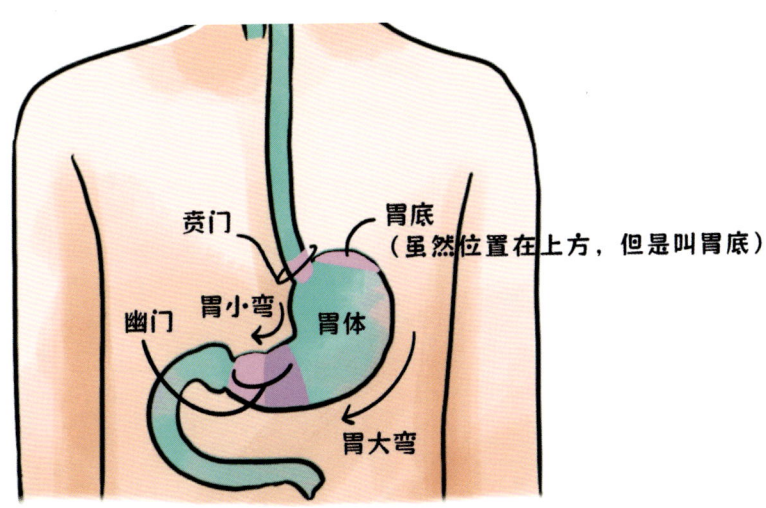

2. 胃的功能

胃的各部分相互协作，共同完成了食物的储存、分泌、消化和运动排放等生理过程。主要包括储存食物、分泌胃液（含有胃酸、胃蛋白酶原、黏液和内因子等物质）、混合和初步消化食物（特别是蛋白质和脂肪）、杀菌作用、排空功能、内分泌功能（分泌胃泌素和组胺等）、调节酸碱平衡。运动排放功能包括容受性舒张、紧张性收缩、蠕动等。

在日常生活中，我们应该注意饮食卫生和养成良好的饮食习惯，维持胃的正常结构和功能，以保护胃的健康。

影响健康的胃部疾病主要有哪些？

影响健康的胃部疾病种类繁多，这些疾病不仅影响胃部的正常功能，还可能对整体健康造成严重影响。常见的胃部疾病及其对健康的影响如下。

1. 胃炎

胃炎是胃黏膜的炎症，可由多种因素引起，如饮食不规律、幽门螺杆菌（*Helicobacter pylori*，Hp）感染、药物副作用等。

症状：上腹部疼痛、腹胀、恶心、呕吐等。

影响：胃炎会影响消化酶的分泌，导致食物消化吸收不良，进而可能造成营养不良、贫血、身体虚弱等问题。

2. 胃溃疡

胃溃疡主要是胃黏膜被胃酸和胃蛋白酶消化后形成的慢性溃疡。主要原因有幽门螺杆菌感染、长期服用非甾体抗炎药、胃酸分泌过多等。

症状：疼痛具有节律性，多在进食一段时间后出现，还可能伴有反酸、嗳气、食欲减退等表现。严重时可能出现胃出血、穿孔等并发症。

影响：胃溃疡不仅影响消化功能，还可能危及生命。大量出血会导致贫血，出现头晕、乏力、心慌等症状。

3. 胃息肉

胃息肉是胃黏膜表面长出的突起状乳头状组织。可能与遗传因素及长期的慢性炎症刺激有关，如慢性胃炎长期不愈。

症状：部分胃息肉患者可能没有明显症状，在胃镜检查时偶然发现。当息肉较大时，患者可能会出现上腹部隐痛、腹胀、恶心、呕吐等不适症状。少数息肉还有恶变的可能。

影响：胃息肉的存在可能增加胃癌的风险，尤其是当息肉发生恶变时。

4. 胃癌

胃癌是胃部的恶性肿瘤。幽门螺杆菌感染是重要的危险因素之一。不良的饮食习惯，如长期食用腌制、熏烤食物，也会增加患胃癌的风险。

症状：早期症状不明显，可能仅有上腹部不适、食欲减退等。随着病情进展，会出现腹痛加重、体重减轻、呕血、黑便等症状。

影响：胃癌严重影响患者的生存质量和寿命。晚期可发生转移，危及生命。

5. 胃食管反流

胃食管反流是指胃十二指肠内容物反流入食管引起的不适症状和并发症。食管下括约肌功能障碍是主要发病机制。肥胖、妊娠、长期吸烟等因素可增加腹压，促使反流发生。

症状：典型症状为烧心和反流。烧心是指胸骨后或剑突下烧灼感，反流是指胃内容物向咽部或口腔方向流动的感觉。还可能伴有胸痛、吞咽困难等症状。

影响：胃食管反流不仅影响患者的生活质量，还可能引起食管狭窄、食管溃疡等并发症。

6. 其他胃部疾病

除上述疾病外，还有一些其他胃部疾病也可能影响健康，如急性胃肠炎（一般由饮食不当、神经功能失调、免疫力低下、细菌感染等因素引起，可能出现脱水、电解质紊乱、酸中毒、恶心、呕吐等症状）、十二指肠溃疡（可能是由长期吸烟、饮酒、幽门螺杆菌感染、长期服用非甾体抗炎药等造成的，可能出现上腹部疼痛、反酸、上腹胀等症状）等。

综上所述，胃部疾病种类繁多，且对健康的影响不容忽视。因此，应养成良好的饮食习惯，保持心情舒畅，定期体检，及时治疗胃部不适，以预防胃部疾病的发生。

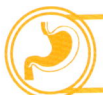

胃癌的定义及危害

1. 胃癌的定义

胃癌是指起源于胃黏膜上皮细胞的恶性肿瘤，是消化系统最常见的恶性肿瘤之一。胃癌的发生通常是一个多阶段、多因素参与的复杂过程，涉及基因突变、环境

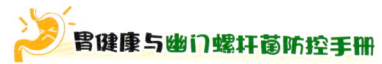

因素、饮食习惯、幽门螺杆菌感染等多种因素的相互作用。胃癌的病理类型以腺癌为主，占所有胃癌病例的90%以上，其他类型包括鳞状细胞癌、腺鳞癌等，但较为罕见。

胃癌的发病部位主要集中在胃的不同区域，如贲门、胃体、胃窦等。根据肿瘤的生长方式和形态，胃癌可分为早期胃癌和进展期胃癌。早期胃癌指癌组织局限于胃黏膜或黏膜下层，未侵犯肌层或更深层次；而进展期胃癌则指癌组织已侵犯胃壁的肌层或更深层次，甚至发生远处转移。

2. 胃癌的危害

胃癌是全球范围内发病率和死亡率较高的恶性肿瘤之一，尤其在东亚地区（包括中国、日本、韩国等）发病率显著高于其他地区。根据世界卫生组织（World Health Organization，WHO）的数据，全球每年约有100万新发胃癌病例，其中近一半发生在中国。胃癌的高发病率和死亡率使其成为严重威胁人类健康的重大疾病之一。

（1）对患者健康的危害：胃癌的早期症状往往不明显，容易被忽视或误诊为普通的胃部不适。随着病情的进展，患者可能出现上腹部疼痛、食欲减退、体重下降、恶心呕吐、黑便等症状。胃癌的晚期症状更为严重，可能包括持续性腹痛、呕血、贫血、腹水等，严重影响患者的生活质量。

胃癌的另一个严重危害是其高转移性。胃癌细胞可以通过淋巴系统、血液循环等途径扩散到其他器官，如肝、肺、骨骼等，形成远处转移。一旦发生转移，胃癌的治疗难度将大大增加，患者的生存率显著降低。

（2）对家庭和社会的负担：胃癌不仅给患者本人造成巨大的身体和心理负担，也给患者家庭带来沉重的经济压力。胃癌的治疗费用较高，尤其是晚期胃癌的治疗，往往需要手术、化疗、放疗等多种治疗手段的结合，费用昂贵且治疗周期长。此外，胃癌患者的护理和康复也需要家庭成员的长期陪伴和支持，这进一步增加了家庭的经济和心理负担。

从社会层面来看，胃癌的高发病率和死亡率对社会医疗资源造成了巨大压力。胃癌的早期筛查、诊断和治疗需要大量的医疗资源投入，而晚期胃癌的治疗费用更是高昂。因此，胃癌的防控不仅是个人健康问题，也是社会公共卫生的重要议题。

（3）胃癌的死亡率：胃癌的死亡率较高，尤其是在发展中国家和地区，由于医疗资源有限，早期诊断率低，许多患者在确诊时已处于中晚期，治疗效果较差。根据我国国家癌症中心的数据，胃癌在我国恶性肿瘤死亡顺位中位居第三，仅次于肺癌和肝癌。胃癌的5年生存率在早期诊断时可达到90%以上，但一旦进展到晚期，5年生存率则大幅下降至20%以下。

（4）胃癌的长期影响：即使经过治疗，胃癌患者也可能面临长期的健康问题。手术切除部分或全部胃部后，患者可能会出现消化功能障碍，如消化不良、营养不良、贫血等。此外，胃癌患者术后还需要定期复查，以防复发和转移，这给患者带来了长期的心理压力和生活不便。

胃癌的分布特点

胃癌，作为消化系统恶性肿瘤的重要成员，其发病在全球范围内呈现出一定的地域、人群及时间分布特点。深入了解这些特点，对于胃癌的预防、早期诊断及制订有效的防控策略具有重要意义。

1. 地域分布

胃癌的地域分布差异显著，东亚地区，特别是中国、日本和韩国，被称为胃癌的"高发地带"。全球接近1/2的胃癌新发和死亡病例发生在中国。20世纪70—90年代，胃癌一直居我国恶性肿瘤死因顺位首位，目前居我国所有恶性肿瘤发病的第二位、死亡的第三位，严重影响我国居民健康。这可能与当地居民的饮食习惯、遗传背景及环境因素密切相关。然而，值得注意的是，近年来随着全球化进程的加速，欧美国家的胃癌发病率也呈现出缓慢上升的趋势，这可能与饮食习惯、肥胖及幽门螺杆菌感染有关。

2. 人群分布

胃癌在人群中的分布同样具有显著特点。首先，从年龄分布来看，胃癌主要发生在中老年人群体中，尤其是50岁以上的年龄段。然而，近年来年轻胃癌患者的比例也在逐渐上升，这可能与生活节奏加快、工作压力增大、不良饮食习惯等因素有关。其次，胃癌在性别上的分布也存在差异，胃癌发病率和死亡率男性均高于女性，男女之比为（2～3）∶1。男性患者的比例通常高于女性，这可能与男性吸烟、饮酒等不良生活习惯更为普遍有关。此外，胃癌的发病还与遗传背景密切相关，家族中有胃癌病史的人群，其发病风险显著高于普通人群。

3. 时间分布

胃癌的时间分布特点主要体现在其发病趋势上。随着医疗技术的进步和人们健康意识的提高，全球范围内胃癌的发病率和死亡率均呈现出下降趋势。然而，在某些特定地区或人群中，胃癌的发病率仍然居高不下，甚至呈现出上升趋势。这可能与当地的生活习惯、环境因素及医疗水平等因素有关。因此，持续关注胃癌的发病趋势，及时调整防控策略，对于降低胃癌的发病率和死亡率具有重要意义。

4. 其他影响因素

除地域、人群及时间分布特点外，胃癌的发病还受到多种因素的影响。其中，幽门螺杆菌感染是胃癌的重要致病因素之一。此外，不良饮食习惯、吸烟、饮酒、肥胖、缺乏运动等生活方式因素也与胃癌的发病密切相关。同时，环境因素如空气污染、水污染等也可能对胃癌的发病产生一定影响。

综上所述，胃癌的分布特点复杂多样，受到地域、人群、时间等多种因素的影响。

第二章

胃癌的危险因素有哪些？

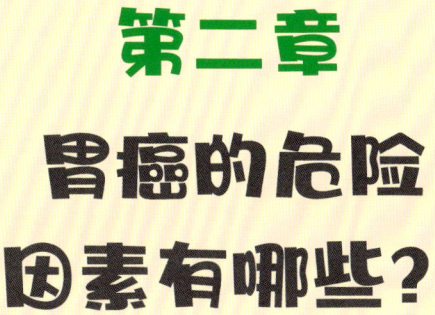

胃癌是慢性疾病，发病过程较长且复杂，其发生受多种因素影响，不仅与年龄、性别、遗传等个体因素有关，还与当地的经济文化、饮食习惯、生活方式、医疗水平等有关。

 幽门螺杆菌感染

大量研究资料证实，幽门螺杆菌感染是胃癌发病的主要危险因素，是几乎所有胃癌发生的必要原因。

胃癌发病率与当地幽门螺杆菌感染呈正相关，幽门螺杆菌感染者的发病率较非感染者高6倍以上。

在我国，由于幽门螺杆菌疫苗尚未普及以及传统的合餐习惯等因素，幽门螺杆菌感染率处于较高水平，因而成为胃癌高发的关键因素之一。当前已明确的幽门螺杆菌传播途径主要包括口-口传播、粪-口传播及医源性传播。

（1）口-口传播：常见于家庭或亲密社交场景。

（2）粪-口传播：可能通过污染的食物或水源进入人体。

（3）医源性传播：可通过未经严格消毒的医疗器

械而引起感染。

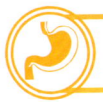 遗传和性别因素

胃癌呈现出鲜明的家族聚集性特点。据统计，胃癌患者直系亲属的发病率显著高于普通人群，为普通人群的 2～3 倍。这一现象强烈暗示遗传因素在胃癌发病中起着关键作用。众多学者经过深入研究后提出，在家族中有胃癌患者的情况下，其他成员对胃癌具有更高的易感性。即便处于相同的环境条件下，这些具有遗传背景的个体也更容易发生癌变。

女性胃癌的发生与发展通常比男性滞后 10～15 年。这种性别差异的内在机制目前尚未完全明确，可能与激素水平、基因表达调控等多种因素相关，仍需要进一步的科学研究来揭示其奥秘。

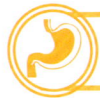 胃的癌前疾病和癌前病变

胃的癌前疾病指易恶变的、与胃癌相关的胃良性疾病，包括慢性萎缩性胃炎、残胃炎（发生率为

0.6%～2.5%）、胃息肉、少数胃溃疡（发生率为0.5%～2%）等。

癌前病变则主要体现在胃黏膜的组织病理学改变上，具体表现为肠型化生（涵盖小肠型和大肠型）及胃黏膜的中重度异型增生。这些病变状态如同胃癌的"早期预警信号"，均应接受积极的治疗、严密的定期检查、持续的随访观察及精准的评估诊断。及时干预这些癌前状态，能够在很大程度上阻断胃癌的发生进程，实现胃癌的早期预防与控制。

饮食习惯

在饮食方面，长期的不良习惯与胃癌的发生紧密相连。

日常饮食中频繁摄入高盐及盐腌食物，如常见的腌菜、咸鱼等，会对人体胃黏膜造成持续性的损伤。高浓度的盐分能够破坏胃黏膜的屏障功能，引发慢性炎症反应，进而导致胃黏膜细胞发生一系列病理变化，极大地增加了胃癌的发病风险。

经常食用加工肉类、含有亚硝胺类致癌物质的食品

（如烟熏制品、霉变食物、煎烤炸制食物等），会使得人体摄入大量潜在致癌物质。同时，暴饮暴食、用餐时间不规律、过度偏爱刺激性食物及水果蔬菜摄入严重不足等行为，均会打破胃部正常的生理节奏，扰乱其消化吸收功能，导致营养失衡，从而显著提升胃癌的发病概率。

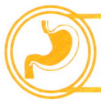 **吸烟饮酒**

流行病学研究清晰地揭示出吸烟是胃癌的重要危险因素之一。吸烟者罹患胃癌的概率比不吸烟者高出 1.5～3 倍。吸烟行为在胃癌发病过程中的作用机制与个体遗传因素密切相关，不同基因背景的个体对吸烟所致胃癌风险的敏感度存在差异。然而，值得庆幸的是，戒烟举措能够有效降低胃癌的发生风险，为个人健康带来积极影响。

与此同时，重度饮酒与非贲门胃癌、肠型胃癌的发生之间存在显著关联。酒精对胃黏膜具有强烈的刺激性，长期过量饮酒可破坏胃黏膜屏障，引发炎症反应，进而促进胃癌的发生、发展。

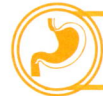 精神因素、血型因素

不良的心理因素和性格特质,如长期的精神紧张状态、频繁的情绪压抑(如爱生闷气)、易于抑郁及长期处于高压环境等,可能会对机体的免疫系统和神经系统功能产生负面影响。这些负面效应会干扰胃的正常生理功能,破坏胃黏膜的完整性,增加胃癌的发生风险。

此外,研究发现 A 型血人群与弥漫性胃癌之间呈现出显著的相关性。尽管其中的具体生物学机制尚未完全明晰,但这一发现为胃癌的发病机制研究提供了新的视角和线索。与之相反,性格开朗、乐观向上且心态积极的人,其患癌风险相对较低,这凸显了心理和精神状态在癌症预防中的重要价值。

其他因素

1. 微量元素与营养

研究表明,微量元素的失衡及营养物质的缺乏与胃癌发病率之间存在显著的正相关。镍、锌含量的异常升

高及硒含量的降低，会干扰人体内部的生理平衡。同时，维生素 A、维生素 C、维生素 E、β - 胡萝卜素、硒及纤维素等营养素的缺乏，也会削弱人体的抗氧化能力和免疫系统功能，使胃黏膜细胞更容易受到致癌因子的攻击，从而促进胃癌的发生与发展。

2. 微生物污染因素

饮用水源中的微生物污染，尤其是真菌和细菌等病原体的污染，是胃癌发病的一个不可忽视的因素。这些微生物可以附着在食物或水中，通过消化道进入人体，对胃黏膜造成慢性刺激和损伤，长期积累下来，将显著增加患胃癌的风险。

3.EB 病毒感染

在大约 10% 的胃癌患者癌细胞中能够检测到 EB 病毒的存在。虽然目前关于 EB 病毒感染导致胃癌的具体作用机制尚未完全阐明，但这一发现无疑为胃癌的病因学研究提供了新的方向和思路，促使科研人员进一步深入探索两者之间的关联，以期在胃癌的预防和治疗方面取得新的突破。

综上所述，胃癌的发病是多种因素相互交织、共同作用的结果。了解这些因素，就如同掌握了预防胃癌的"地图"，能够帮助我们在日常生活中有针对性地采取预防措施，远离胃癌的"阴霾"，守护生命的健康与美好。

第三章
如何早期发现胃癌?

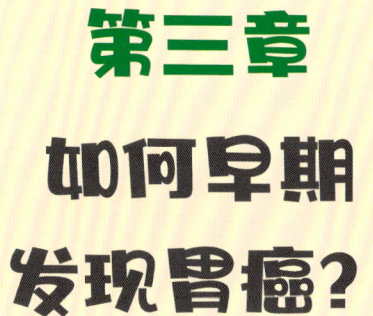

胃癌有哪些临床表现？

胃癌的临床表现因肿瘤的分期、位置和生长方式的不同而有所差异。早期胃癌往往症状隐匿，容易被忽视或误诊为普通的胃部不适。随着病情的进展，胃癌的症状逐渐明显，但此时往往已进入中晚期，治疗效果较差。因此，了解胃癌的临床表现，尤其是早期症状，对于早期发现和治疗胃癌具有重要意义。

1. 早期胃癌的临床表现

早期胃癌是指肿瘤局限于胃黏膜内或黏膜下层的胃癌。由于早期胃癌的病灶较小，尚未侵犯胃壁的深层组织，因此大多数患者（70%以上）在早期阶段并无明显症状，或仅表现为一些非特异性的消化不良症状。这些症状如下。

（1）上腹部饱胀不适或隐痛：患者常感到上腹部有轻微的饱胀或隐痛，尤其是在进食后更为明显。这种不适感可能与胃的排空功能受损有关。

（2）反酸和嗳气：部分患者会出现反酸、嗳气等症状，类似于胃食管反流病或慢性胃炎的表现。

（3）早饱感：患者在进食少量食物后即感到饱胀，

无法继续进食，这可能是由于肿瘤影响了胃的扩张功能。

（4）恶心和乏力：部分患者会出现轻微的恶心感，尤其是在进食后，同时伴有乏力、疲倦等全身症状。

（5）食欲减退和体重下降：早期胃癌患者可能会出现食欲减退，进食量减少，导致体重逐渐下降。

（6）黑便：少数患者可能会出现黑便，这是由于肿瘤表面血管破裂导致的少量消化道出血。

早期胃癌的症状与常见的胃部疾病（如慢性胃炎、胃溃疡）相似，容易被忽视或误诊。因此，对于长期存在消化不良症状的患者，尤其是高危人群，应尽早进行胃镜检查，以排除胃癌的可能性。

2. 进展期胃癌的临床表现

随着胃癌的进展，肿瘤逐渐侵犯胃壁的深层组织，甚至扩散到周围器官或有远处转移，患者的症状也会变得更加明显和严重。进展期胃癌的常见临床表现如下。

（1）上腹痛：是胃癌最早出现和最常见的症状，也是最无特异性而易被忽视的症状。

初起时仅感上腹部不适，或饱腹感、隐痛、钝痛，常为咬啮性，逐渐加重且持续，与进食无明显关系或于饭后加重，进食、服制酸剂不能缓解或仅有一定程度的缓解。有时心窝部隐隐作痛，部分患者表现为节律性疼痛，类似溃疡病的症状，易被忽视。

老年人痛觉迟钝，常以腹胀为主诉，常被认为是胃炎、溃疡病，直到病情进一步发展，疼痛发作频繁，疼痛加重甚至出现黑便或发生呕吐时，才会在意。但此时往往已是疾病的中、晚期，治疗效果也较差。所以必须重视上腹疼痛这一常见而又不特异的症状。

（2）食欲减退、消瘦、乏力：此类症状有时是胃癌的首发症状，或在早期即出现，可不伴有胃痛的症状，当与胃痛症状同时出现又能排除肝炎时，尤应予以重视。

患者常有食欲减退、厌食、易饱感、疲乏无力，尤其既往食欲良好者，若近期出现食量锐减、进行性消瘦、精神萎靡，均应疑及本病。不少患者常因在餐后出现饱胀、嗳气而自动限制饮食，体重逐渐减轻。

（3）恶心、呕吐：早期可能仅有食后饱胀及轻度恶心感。贲门部肿瘤开始时可出现进食不顺利感，以后随病情进展而发生吞咽困难及食物反流。胃窦部癌引起幽门梗阻时可呕吐有腐败臭味的隔夜食物。

（4）上消化道出血：发生率约为30%，此症状也可在早期出现，大多数表现为少量呕血或黑便。出血量少时仅有粪便潜血阳性，当出血量较大时可有呕血及黑便。少数以急性上消化道大出血为首发症状。有大出血并不意味着肿瘤已属晚期。

（5）进行性贫血：少数患者以贫血为首发症状，多为癌肿所致的慢性进行性贫血。

（6）部位不同而出现不同的症状

1）贲门癌：贲门癌患者常表现为剑突下不适或胸骨后疼痛，伴有进食哽噎感，吞咽困难出现较早。

2）胃底及贲门下区癌：发生在这些部位的肿瘤，早期患者往往无明显症状，直到肿瘤增大并发生坏死或溃破时，才引起上消化道出血或吞咽困难。

3）胃体部癌：胃体部癌以膨胀型为主，疼痛和不适症状出现较晚。

4）胃窦小弯侧癌：胃窦小弯侧的肿瘤多为溃疡型，患者上腹部疼痛出现较早，肿瘤侵犯幽门时可能导致幽门梗阻，引起恶心、呕吐等症状。

（7）其他症状：部分患者可能会出现腹泻或便秘、下腹部不适、锁骨上淋巴结肿大、腹部肿块、水肿、发热等症状。这些症状通常与肿瘤的转移或并发症有关。

（8）并发症或转移表现

1）消化道出血：肿瘤表面血管破裂导致的出血，严重时可危及生命。

2）幽门梗阻：肿瘤阻塞幽门，导致胃内容物无法顺利排入十二指肠，引起呕吐和腹胀。

3）癌肿穿孔：肿瘤穿透胃壁，导致胃内容物进入腹腔，引发弥漫性腹膜炎。

4）胃肠道瘘：肿瘤侵犯邻近器官，形成异常通道，导致食物或消化液进入其他器官。

3. 主要体征

大多数胃癌患者在早期阶段无明显体征，但随着病情的进展，可能会出现以下体征。

（1）上腹部肿块：部分患者在上腹部可触及质硬的肿块，尤其是在胃窦部肿瘤患者中较为常见。肿块通常有压痛，且位置固定。

（2）胃蠕动波和振水音：幽门部肿瘤可能导致胃排空障碍，出现胃蠕动波和振水音。

（3）肝大：胃癌转移至肝脏时，可能导致肝大，质地坚硬，表面不平。

（4）淋巴结肿大：胃癌转移至淋巴结时，可能导致左锁骨上淋巴结肿大，质地坚硬且不易移动。

胃癌的临床表现因肿瘤的分期和位置不同而有所差异。早期胃癌症状隐匿，容易被忽视，而进展期胃癌的症状则较为明显，但此时往往已进入中晚期，治疗效果较差。因此，了解胃癌的临床表现，尤其是早期症状，对于早期发现和治疗胃癌具有重要意义。

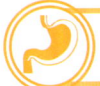 一旦怀疑胃癌，应当做哪些检查？

胃癌的早期诊断是提高治愈率、降低死亡率的关键。由于早期胃癌的症状往往不明显，容易被忽视或误诊为普通的胃部不适，因此，一旦怀疑胃癌，及时进行全面的检查就至关重要。以下是几种常用的胃癌检查方法，每种方法都有其独特的优势和适用范围。

1. 血液检查

血液检查是胃癌筛查的初步手段之一。胃癌患者常伴有不同程度的贫血，尤其是慢性失血导致的缺铁性贫血。此外，胃癌患者的红细胞沉降率（血沉）通常会增快，这可能是由肿瘤引发的炎症反应或免疫系统激活所致。虽然血液检查不能直接确诊胃癌，但它可以为医生提供一些重要的线索，提示患者可能存在胃部疾病，进而引导患者进行进一步的检查。

2. 血清胃蛋白酶原试验

血清胃蛋白酶原试验是一种无创的血清学筛查方法，常用于胃癌高发区的早期筛查。胃蛋白酶原是由胃黏膜细胞分泌的一种酶前体，分为胃蛋白酶原 I 和胃蛋白酶原 II。胃癌患者的胃黏膜往往受到破坏，导致胃蛋白酶原 I 水平下降，胃蛋白酶原 I/II 比值降低。通过检测血清中的胃蛋白酶原水平，可以间接评估胃黏膜的健康状况，帮助发现胃癌前病变，如慢性萎缩性胃炎和肠上皮化生。

3. 粪便潜血试验

粪便潜血试验是一种简便、无创的筛查方法，常用于检测消化道出血。胃癌患者由于肿瘤表面血管破裂或溃疡形成，常会出现持续性或间歇性的消化道出血，导致粪便潜血试验呈阳性。虽然粪便潜血试验阳性不能直接确诊胃癌，但此试验可以作为胃癌筛查的初步手段，尤其是在胃癌高发区或高危人群中，具有较高的筛查价值。

4. X 线钡餐检查

X 线钡餐检查是一种传统的胃癌诊断方法，通过让患者吞服含有钡剂的造影剂，利用 X 线成像观察胃部的形态和结构变化。早期胃癌在X线钡餐检查中较难发现，但对于中晚期胃癌，钡餐检查的阳性率可达90%以上。

近年来，气钡双重对比造影技术的应用进一步提高了早期胃癌的诊断率。气钡双重对比造影通过在钡剂中加入气体，使胃壁充分扩张，能够更清晰地显示胃黏膜的细微病变，尤其适用于早期胃癌的筛查。

5. 胃镜检查加活检

胃镜检查结合黏膜活检是目前诊断胃癌的"金标准"，尤其对于早期胃癌的发现具有重大意义。胃镜检查是将一根带有摄像头的细长管插入胃内，使医生可以直接观察胃黏膜的形态和颜色变化，发现可疑病变区域的内镜检查技术。对于可疑的病灶，医生可以通过活检钳取少量组织进行病理学检查，以明确是否为胃癌。

胃镜检查的优势在于其直观性和准确性。早期胃癌的病灶通常较小，直径可能小于1 cm，但通过胃镜检查，医生可以发现这些微小的病变，并通过活检明确诊断。早期胃癌的胃镜检查结合活检确诊率可达95%，而进展期胃癌的确诊率也可达90%以上。

6. 肿瘤标志物

癌胚抗原（carcinoembryonic antigen，CEA）是

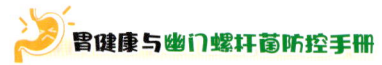

一种常见的肿瘤标志物，在 40% ～ 50% 的胃癌患者中会出现升高。CEA 的检测通常用于胃癌患者的随访和病情监测，而不是作为胃癌的筛查手段。CEA 水平的升高可以提示肿瘤的存在或复发，但其特异性较低，某些良性疾病（如炎症、肝硬化等）也可能导致 CEA 水平升高。因此，CEA 检测通常与其他检查方法结合使用，以提高诊断的准确性。

7. CT 检查

CT 检查在胃癌的诊断和分期中具有重要价值。通过 CT 检查，医生可以评估胃癌的局部病变范围、浸润深度、淋巴结转移情况及是否存在远处转移（如肝、肺等器官）。CT 检查的优势在于其能够提供三维图像，帮助医生全面了解肿瘤的大小、位置及其与周围组织的关系，从而为手术方案的制订提供重要依据。

对于进展期胃癌，CT 检查还可以帮助判断肿瘤是否侵犯了邻近的器官或血管，评估手术的可行性。此外，CT 检查在胃癌的随访中也具有重要作用，能够及时发现肿瘤的复发或转移。

胃癌的早期诊断依赖于多种检查方法的综合应用。每种检查方法都有其独特的优势和适用范围，医生通常会根据患者的具体情况选择合适的检查手段。

 哪些人是胃癌高危人群？

胃癌的发病率在全球范围内存在显著差异，尤其是在东亚地区（如中国、日本、韩国等），胃癌的发病率明显高于其他地区。由于胃癌的早期症状不明显，许多患者在确诊时已进入中晚期，治疗效果较差。因此，针对高危人群进行早期筛查和预防干预，是降低胃癌发病率和死亡率的关键。

根据国内外研究和临床经验，胃癌高危人群通常包括以下几类。

（1）40～60岁。

（2）经常吸烟者（每天吸烟，持续5年以上）。

（3）经常饮酒者（白酒每周约半斤即300毫升左右，持续5年以上）。

（4）不良生活习惯者（其中之一）：经常食用霉变、盐腌、熏制食物；经常吃咸菜，饮食习惯偏咸。

（5）有以下症状者（其中之一）：经常上腹不适、饱胀、厌食、烧心、恶心呕吐、打嗝等；进行性消瘦；呕血、柏油便、黑便。

（6）有慢性胃病史者（其中之一）：慢性萎缩性胃炎、术后残胃炎、胃息肉、胃溃疡等。

（7）有胃癌家族史者。

（8）有以下检查异常者（其中之一）：幽门螺杆菌阳性；胃蛋白酶原异常；胃镜异常。

符合以上条件越多者患病概率越高，越需要加强预防干预、检查随访。

哪些人群需要定期做胃镜检查？

早期诊断是降低胃癌病死率的关键。

胃癌高危人群要定期进行胃部检查，一般每年1～2次，同时加强危险因素的预防和健康生活方式的建立。

在有限的医疗资源条件下，目前应用于胃癌高危人群筛查较多的是胃镜检查加活检。日本的普查原则是50岁开始行上消化道内镜检查，如有异常，内镜随诊。

对下列情况应及早和定期进行胃镜检查。

（1）男性40岁以上，近期出现消化不良、消瘦、腹痛、贫血、食欲减退等症状者。

(2) 不明原因的呕血、黑便或粪便潜血试验阳性者。

(3) 有长期慢性胃病史，近期症状明显加重者。

(4) 良性溃疡但胃酸缺乏者。

(5) 慢性萎缩性胃炎伴肠化生或异型增生者（重度萎缩性胃炎或重度肠上皮化生者每年至少随访 1 次）。

(6) 胃溃疡经正规治疗 2 个月无效者。

(7) 胃息肉直径大于 2 cm 的患者。

(8) 胃大部切除术后 10 年以上者。

发现越早，治疗越及时，胃癌治愈率越高。手术切除是根治胃癌的最佳途径。

早期胃癌术后患者 5 年生存率可达 90%，进展期胃癌即便是行根治切除手术，其局部复发率也达 50% 以上。

胃癌高危人群的早期筛查和预防干预，是降低胃癌发病率和死亡率的关键。通过了解胃癌的高危因素，尤其是年龄、生活习惯、家族史、慢性胃病等，我们可以更好地识别高危人群，并采取相应的预防措施。

第四章
如何预防胃癌?

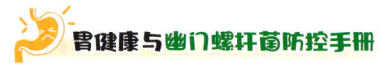

胃癌是一种严重威胁人类健康的恶性肿瘤,但其发生并非不可避免。避免或减少危险因素的暴露,可以最大限度地降低胃癌的发生风险。

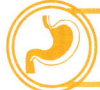 预防和根治幽门螺杆菌感染

幽门螺杆菌感染是胃癌的主要危险因素之一,根除幽门螺杆菌是预防胃癌的重要策略。

1. 提倡分餐制,使用公筷公勺

幽门螺杆菌主要通过口-口传播,尤其是在家庭聚餐或集体用餐时,共用餐具是常见的传播途径。因此,提倡分餐制,使用公筷公勺,可以有效降低幽门螺杆菌的传播风险。尤其是在外就餐时,尽量选择卫生条件良好的餐厅,并使用公筷公勺,避免交叉感染。

2. 规范治疗幽门螺杆菌感染

已经感染幽门螺杆菌的高危人群,应在医生的指导下进行规范的根除治疗。目前,四联疗法(两种抗生素、质子泵抑制剂和铋剂)是根除幽门螺杆菌的标准治疗方案。研究表明,规范治疗根除幽门螺杆菌,可以显著降

低胃癌的发生风险，尤其是在胃癌高发地区，根除幽门螺杆菌是预防胃癌的最有希望的策略。

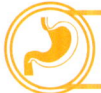
健康膳食，养成良好的饮食习惯

健康的饮食习惯是预防胃癌的基础。人们通过选择新鲜、营养丰富的食物，避免不健康的饮食方式，可以有效降低胃癌的发生风险。

1. 低盐饮食

（1）减少盐的摄入：日常饮食应尽量清淡，少吃或不吃盐腌制的食物，如咸鱼、腌菜、咸肉等。同时，减少咸味零食和点心的摄入，如薯片、咸饼干等。世界卫生组织（WHO）建议健康成人每天食盐摄入量不超过5克（约2啤酒瓶盖的量），《中国居民膳食指南（2022）》也建议成人每天摄入食盐不超过5克。

（2）使用量盐勺：为了帮助控制盐的摄入量，建议使用有刻度的量盐勺或减盐勺。对于已经习惯过咸食物的人群，可以通过增加葱、姜、蒜、醋等调味品的使用，来减少食盐的用量，同时满足口感的需求。

2. 选择新鲜食物

日常饮食应以新鲜食材为主，避免食用霉变、不洁的食品。霉变食物中可能含有黄曲霉毒素等致癌物质，长期摄入会增加患胃癌的风险。

3. 少吃腌制、烟熏、油炸食品

腌制、烟熏和油炸食品中含有大量的亚硝酸盐和多环芳烃等致癌物质，长期食用会增加胃癌的发生风险。建议减少这类食物的摄入，尤其是熏肉、腊肠、炸鸡等。

4. 按时进餐，避免暴饮暴食

规律的饮食习惯有助于维持胃的正常功能，避免胃黏膜受到过度刺激。同时，避免暴饮暴食和生气时进餐，保持愉快的进餐心情，有助于消化系统的健康。

5. 合理储存和烹饪食物

食物应储存在冰箱中，尤其是熟食和易腐食品。熟食在食用前应彻底加热，确保食品安全。此外，建议多食用富含维生素 A、维生素 C 的新鲜蔬菜和水果，如胡萝卜、菠菜、橙子等，这些食物具有抗氧化作用，有助于预防胃癌。

第四章 如何预防胃癌？

6. 遵循膳食指南

根据《中国居民膳食指南（2022）》，成人每人每天应摄入谷类食物 200～300 克、蔬菜 300～500 克、水果 200～350 克。此外，建议每人每天饮用 300～2500 克奶或相当量的奶制品，摄入 25～35 克大豆及坚果类食物，以保证营养均衡。

 ## 平衡心态，精神愉快

心理健康与胃癌的发生密切相关。长期的精神压力、焦虑和抑郁会削弱免疫系统功能，增加胃癌的发生风险。

1. 保持心理健康

学会适度表达、控制和转移情绪，避免长期处于紧张和焦虑状态。人们可以通过运动、冥想、与朋友交流等方式缓解压力，保持心情愉快。

2. 规律生活，保证充足睡眠

生活起居应规律，保证每天 7～8 小时的充足睡眠，避免过度劳累。良好的睡眠有助于增强免疫力，降低癌症的发生风险。

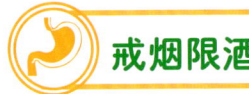 戒烟限酒

1. 戒烟

吸烟不仅会增加肺癌的风险，还会显著增加胃癌的发生概率。吸烟者应尽早戒烟，不吸烟者应尽量避免接触二手烟。

2. 限酒

过量饮酒会损伤胃黏膜，增加胃癌的发生风险。建议不饮酒或适量饮酒，尤其是避免空腹饮酒和喝闷酒。成年男性每天饮酒的酒精量不应超过25克（相当于约750毫升啤酒或75毫升白酒），成年女性不应超过15克。应严格禁止孕妇和未成年人饮酒。

定期进行胃镜检查，治疗癌前疾病

1. 定期进行胃镜检查

对于患有慢性胃病的高危人群，应定期进行胃镜检查，及时发现和治疗癌前病变，这可以显著降低胃癌的发生风险。

2. 积极治疗癌前疾病

对于已经确诊的慢性萎缩性胃炎、胃息肉、胃溃疡等疾病,应积极治疗,定期随访,防止病情恶化。

胃癌的预防并非遥不可及,通过避免危险因素的暴露,养成良好的生活习惯,我们可以有效降低胃癌的发生风险。尤其是高危人群,应定期进行胃镜检查,做到早发现、早治疗,远离胃癌的威胁。

第五章

为什么说幽门螺杆菌是胃中"隐形杀手"?

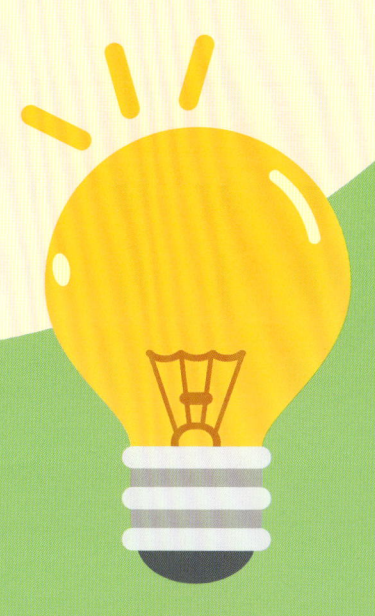

我国是胃癌的高发区，全球近50%的新发胃癌病例发生在中国。国家癌症中心最新登记数据显示，胃癌在我国恶性肿瘤发病中位居第五，死亡顺位中位居第三，严重威胁着我国人民的生命健康。除了我们熟知的戒烟限酒、多吃蔬菜水果等健康生活方式，还有一种潜藏在胃部的微生物——幽门螺杆菌，它与胃癌的发生密切相关。世界卫生组织（WHO）早已将幽门螺杆菌列为胃癌的I类致癌因子，明确指出它是胃癌的"肯定致癌因子"。

什么是幽门螺杆菌？

幽门螺杆菌是一种微需氧的革兰阴性细菌，主要寄生在胃内，尤其是胃幽门部位。它能够通过其独特的螺旋形结构和鞭毛，在胃的强酸环境中生存并黏附在胃黏膜和细胞间隙中。幽门螺杆菌是已知伴随人类历史最长的细菌之一，据研究显示，它已经在人体内存在了至少5万年。

1982年，澳大利亚消化科医生巴里·马歇尔（Barry Marshall）和病理学家罗宾·沃伦（Robin Warren）首次从人体胃黏膜中分离出幽门螺杆菌,并发现它与胃炎、胃溃疡等胃部疾病的发生密切相关。这一重大发现彻底改变了人们对胃部疾病的认识,也为胃癌的预防和治疗提供了新的方向。由于他们的杰出贡献,马歇尔和沃伦于 2005 年获得了诺贝尔生理学或医学奖。

1. 幽门螺杆菌的感染现状

2023 年 6 月发布的《中国幽门螺杆菌感染防控》白皮书中提到,我国幽门螺杆菌的感染率约为 50%,这意味着我国约有 7 亿人感染了这种细菌。然而,幽门螺杆菌的感染率在不同地区、不同人群中存在显著差异。

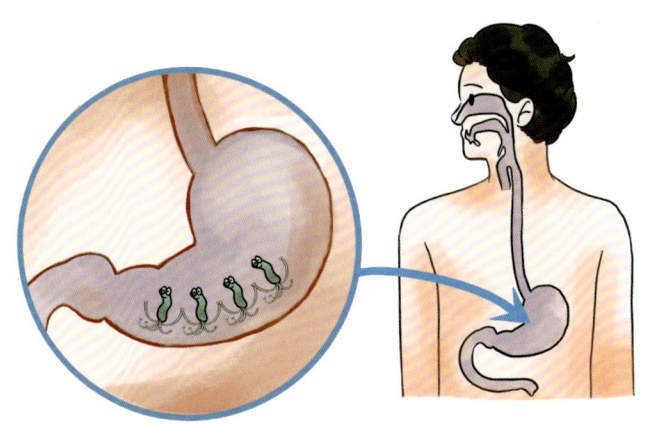

幽门螺杆菌是一种寄生于胃部的细菌

（1）地域差异：农村地区的幽门螺杆菌感染率显著高于城市。这主要是由于农村地区的卫生条件相对较差，饮用水和食物的安全性较低，增加了细菌传播的风险。

（2）年龄差异：成人的感染率高于儿童，尤其是40岁以上的中老年人，感染率更高。这可能与长期暴露于不健康的生活环境和不健康的饮食习惯有关。

（3）社会经济条件：幽门螺杆菌的感染率与社会经济条件和卫生条件密切相关。发展中国家的感染率显著高于发达国家。在我国，经济欠发达地区和卫生条件较差的地区，幽门螺杆菌的感染率也相对较高。

2. 幽门螺杆菌感染的危险因素

幽门螺杆菌的传播途径多样，除了共用餐具的饮食习惯，以下因素也会增加感染的风险。

（1）不良的卫生习惯：饭前便后不洗手、共用餐具、咀嚼喂食等，都会增加幽门螺杆菌的传播机会。

（2）拥挤的居住环境：居住环境拥挤、卫生条件差，容易导致细菌的传播，尤其是在家庭成员之间。

（3）较低的受教育水平：受教育水平较低的人群，往往对卫生知识的了解较少，容易忽视个人卫生，从而增加感染的风险。

（4）不良的饮食习惯：经常食用不洁食物、饮用未经处理的水，也会增加幽门螺杆菌的感染风险。

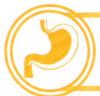 **幽门螺杆菌有哪些危害？**

幽门螺杆菌，作为一种具有慢性持续性感染特征的病原体，其对宿主健康的威胁不容忽视。通过与宿主因素及环境因素的复杂交互作用，幽门螺杆菌能够引发一系列消化道内外的疾病，其危害广泛且深远。

1. 消化道疾病的"催化剂"

在消化道领域，幽门螺杆菌扮演着极为重要的角色。它不仅是胃炎、消化不良等常见疾病的常见病因，更与消化性溃疡及胃淋巴瘤等严重疾病密切相关。临床数据显示，15%～20%的幽门螺杆菌感染者可能发展为消化道溃疡，而无感染者中这一比例则显著降低。

2. 消化道外的蝴蝶效应

幽门螺杆菌的威胁并未止步于消化道之内，它还伸出触角，影响到了消化道以外的健康领域。一些看似与消化系统无关的疾病，实则也与幽门螺杆菌的活动息息相关。例如，免疫性血小板减少性紫癜，一种导致血液中血小板数量异常减少的自身免疫性疾病，其发病机制中可能就隐藏着幽门螺杆菌的身影。同样，对那些不明原因缺铁性贫血或维生素 B_{12} 缺乏症的患者而言，幽门螺杆菌感染也可能是导致他们营养吸收障碍、贫血症状持续存在的幕后黑手。

幽门螺杆菌感染会增加胃癌风险吗？

胃癌的发生是多因素共同作用的结果，涉及感染、环境和遗传等多种因素。然而，幽门螺杆菌是目前唯一被明确证实与胃癌发生密切相关的细菌。1994 年，国际癌症研究机构（International Agency for Research on Cancer，IARC）将幽门螺杆菌列为 I 类致癌因子，这意味着它被确认为人类胃癌的"肯定致癌物"。研究表明，幽门螺杆菌感染者患胃癌的风险是非感染者的 3～6 倍，尤其是在胃癌高发地区，这一风险甚至更高。

第五章 为什么说幽门螺杆菌是胃中"隐形杀手"？

1. 幽门螺杆菌与胃癌的"强关联"

胃癌根据其发生部位可分为贲门癌和非贲门癌，其中非贲门癌占全部胃癌的82%。令人震惊的是，约90%的非贲门癌可归因于幽门螺杆菌感染。这意味着，如果没有幽门螺杆菌感染，绝大多数非贲门胃癌可能不会发生。

2. 幽门螺杆菌如何"推动"胃癌的发生？

幽门螺杆菌感染及其引发的慢性胃炎是胃癌发生的首要前驱因素。它的致癌机制复杂且多步骤，主要包括以下几个方面。

（1）慢性炎症的"持久战"：幽门螺杆菌感染会引发胃黏膜的慢性炎症，长期的炎症刺激会导致胃黏膜反复损伤和修复，最终导致胃黏膜萎缩（胃腺体功能丧失）和肠上皮化生（胃黏膜细胞被类似肠道的细胞取代）。这些病变被认为是胃癌的癌前病变。

（2）基因损伤与表观遗传改变：幽门螺杆菌通过释放毒素（如 CagA 蛋白）直接损伤胃黏膜细胞的 DNA，导致基因突变。同时，它还能诱导 DNA 甲基化等表观遗传改变，干扰细胞的正常信号传导，抑制抑癌基因的表达，从而推动细胞向癌变方向发展。

（3）宿主与环境的"共谋"：幽门螺杆菌的致癌作用并非孤立存在，它与宿主的遗传易感性和外部环境因素（如高盐饮食、吸烟等）相互作用，共同决定了胃癌的发生和发展进程。例如，携带某些基因变异（如 $IL-1\beta$ 基因）的人群，在幽门螺杆菌感染后，胃癌风险显著增加。

3. 根除幽门螺杆菌：预防胃癌的"关键一步"

根除幽门螺杆菌是预防胃癌的最重要、最可控的手段。研究表明，早期根除幽门螺杆菌，效果显著，在胃黏膜萎缩和肠化生发生之前根除幽门螺杆菌，可以将胃癌风险降低 50% 以上。即使已有癌前病变，根除幽门螺杆菌仍有益处。对于已经发生胃黏膜萎缩或肠化生的患者，根除幽门螺杆菌仍能降低 30% 的胃癌风险。

真实世界的证据：日本自 2013 年将幽门螺杆菌根除治疗纳入医保后，胃癌死亡率以每年 3.6% 的速度下降，这充分证明了根除幽门螺杆菌在胃癌预防中的重要作用。

4. 胃癌防控的"时间窗口"

胃癌的发生是一个漫长的过程，通常需要数十年时间。幽门螺杆菌感染是这一过程的"启动器"，而胃黏膜萎缩和肠化生则是关键的"中间站"。因此,在癌前病变发生之前根除幽门螺杆菌,是阻断胃癌发生的最佳时机。即使已经进入癌前病变阶段,根除幽门螺杆菌仍能显著延缓甚至逆转病变进展。

幽门螺杆菌感染与胃癌的关系,就像"慢性破坏者"与"健康防线"之间的持久战。它通过引发慢性炎症、损伤 DNA、干扰细胞信号传导等多种机制,逐步推动胃黏膜向癌变方向发展。然而,我们并非束手无策——根除幽门螺杆菌是预防胃癌的最有效手段。我们可以通过早期检测、规范治疗和定期随访,将这一"隐形杀手"挡在健康防线之外,守护胃的健康。

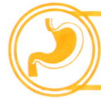

有无害的幽门螺杆菌吗?

关于幽门螺杆菌,有一种误解认为存在所谓"好"的幽门螺杆菌,对人体无害。然而,科学研究已经证实,这种观点是错误的。事实上,所有的幽门螺杆菌都会对胃黏膜造成损害,只不过它们的毒力强弱不同,对人体的伤害程度和时间也会有所不同。

在感染初期,许多幽门螺杆菌感染者可能并没有明显的症状，这使得一些人误以为自己并未感染或者感染的是无害的幽门螺杆菌。然而，实际上，几乎所有的幽门螺杆菌感染者都存在慢性胃炎，这是幽门螺杆菌对胃黏膜持续损害的结果。随着感染的持续，部分患者可能会出现消化性溃疡等更严重的胃部疾病，极少数感染者甚至可能逐步发展为胃癌。

因此，我们不能忽视幽门螺杆菌的危害，即使在没有明显症状的情况下，也应该及时进行检测和治疗，以防病情恶化。

人类是幽门螺杆菌的唯一自然宿主吗？

人类是幽门螺杆菌的唯一自然宿主，传染源主要是幽门螺杆菌感染者。在自然界中，幽门螺杆菌与人类形成了一种独特的寄生关系。这也意味着这种细菌主要依赖人类宿主生存和传播。虽然偶尔在个别动物体内也能检测到幽门螺杆菌的存在，但这些情况极为罕见，且不会对人类构成显著的感染风险。

这种独特的宿主特异性使得幽门螺杆菌的传播主要发生在人与人之间。感染者通过唾液、呕吐物或粪便排

第五章 为什么说幽门螺杆菌是胃中"隐形杀手"？

出细菌，再通过口－口或粪－口途径传播给他人。了解这一点对于预防和控制幽门螺杆菌感染具有重要意义。在日常生活中，注意饮食卫生、避免共用餐具、保持良好的个人卫生习惯，都是预防感染的有效措施。

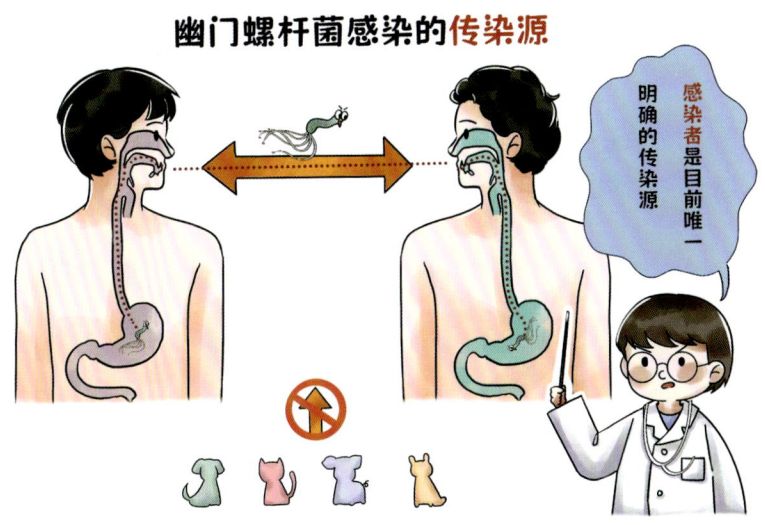

第六章

如何确定是否感染了幽门螺杆菌？

越来越多的人开始了解幽门螺杆菌与胃部健康息息相关,其长期感染可增加胃癌的发病风险。它能在胃部强酸环境中生存,常悄无声息地侵入我们的身体。那么,如何确定是否感染了幽门螺杆菌呢?

哪些症状提示可能感染了幽门螺杆菌?

当发生幽门螺杆菌感染后,大多数人在感染早期没有任何症状,部分感染者可出现胃痛、腹胀、恶心、呕吐、食欲减退等。

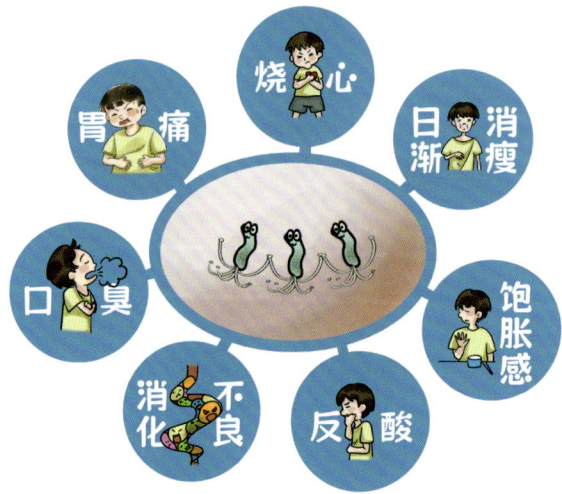

长期感染者会出现慢性上腹疼痛、饱胀、不适、反酸、嗳气、晨起恶心等消化道症状，这些症状的出现也是幽门螺杆菌感染后引起胃黏膜的炎症改变，即慢性胃炎。部分慢性胃炎可发展为萎缩性胃炎或更严重的黏膜病变，如肠上皮化生、上皮内瘤变、非典型增生、胃癌等。

感染严重时的典型症状表现为慢性、节律性上腹痛，呈周期性发作，临床诊断为消化性溃疡，通常饭后或饥饿时发生，多反复发作。当溃疡出血时，患者可能会出现呕血、大便发黑或柏油样大便。如果疾病进一步发展，患者甚至可能会发生胃或十二指肠穿孔，表现为腹部压痛、反跳痛。

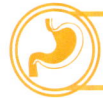 **如何检测是否感染了幽门螺杆菌？**

目前，幽门螺杆菌的检测方法分为非侵入性和侵入性两类。

1. 非侵入性方法

非侵入性方法不需要通过胃镜，安全无创，方便快捷，在人群中的接受度更高。主要包括如下几种方法。

（1）尿素呼气试验：包括碳-13或碳-14呼气试验。

这种方法简便快捷，受检者只需"吹两口气"就能检查出体内幽门螺杆菌的感染数量，其准确性在95%以上，是诊断幽门螺杆菌感染的首选方法。目前碳-13呼气试验是全球使用最广泛、最精确的诊断幽门螺杆菌感染的非侵入性检测方法，其已经在临床上使用了30多年，技术十分成熟。它的原理是幽门螺杆菌在胃内含有大量的尿素酶，这种酶可以将尿素分解为氨气（NH_3）和二氧化碳（CO_2），CO_2在小肠上端被吸收后进入血液循环，最后随呼气排出。我们把碳-13比作一个信标，将它放进尿素中，然后让幽门螺杆菌感染的受检者把尿素喝下。当幽门螺杆菌把尿素分解后，带有碳-13的CO_2就会产生，并被呼出体外。检查人员收集第0分钟与第30分钟患者呼出的气体，检测其中带有碳-13的CO_2的变化量，即可诊断幽门螺杆菌的感染状态。

碳-14呼气试验原理与碳-13相近，使用具有微弱放射性的碳-14作为尿素标记物，因此不适用于孕妇及儿童。与侵入性检测方法相比，尿素呼气试验没有创伤，安全性与依从性更好，准确性更高，可以作为家庭、社区甚至国家普查幽门螺杆菌的首选方法。

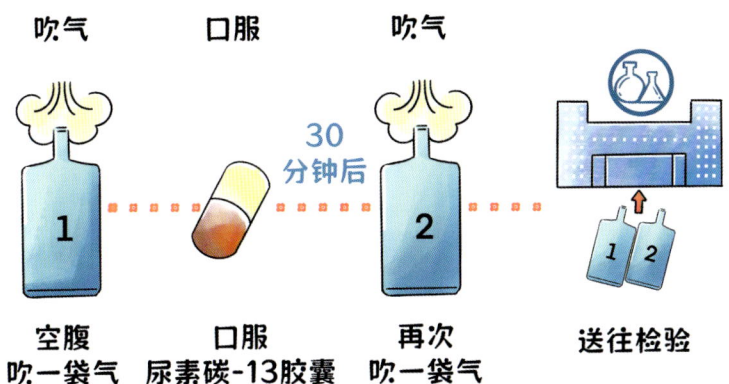

（2）血液抗体检测：该方法是通过检查血液里的幽门螺杆菌抗体来确定有没有感染，优点是检查方便，但有一定滞后性，常在感染数月后才能检查出来，且在细菌根除后很长一段时间内也能检查出来。因此，血液抗体检测不能作为判断当前是否存在感染或感染是否根除的标准。

（3）粪便抗原检测：该检测的准确性与尿素呼气试验相似，优点在于适用于部分尿素呼气试验配合不佳的儿童，但缺点在于粪便样本采集并不十分方便，因此目前开展不如尿素呼气试验普及。

2. 侵入性方法

侵入性方法利用胃镜进行活组织检查，包括快速尿素酶试验、胃黏膜直接涂片染色镜检及分离培养等。侵入性方法可在患者进行胃镜检查时一同完成。需要注意的是,胃镜检查费用较高,不适宜用于幽门螺杆菌筛查。

(1)快速尿素酶试验:在胃镜检查时可取样行快速尿素酶试验检测幽门螺杆菌,这也是一种简单、快速、可靠的诊断方法。配制含有尿素和 pH 指示剂的检测试剂后,将胃镜取出的组织标本置于检测试剂中,如果有幽门螺杆菌,则尿素会被分解成氨,进而影响试剂 pH,试剂颜色改变。检测人员即可通过试剂颜色改变判断是否存在幽门螺杆菌感染。这种检测方法对幽门螺杆菌密度要求较高,易受检查等待时间和温度的影响,容易出现假阴性和假阳性;并且其只有定性功能,无法对幽门螺杆菌的数量进行评估。

(2)胃黏膜直接涂片染色镜检:通过对胃黏膜组织标本进行切片常规染色或特殊染色后,观察有无幽门螺杆菌感染,是一种相当准确、可靠的诊断方法。但是它也同样受取材部位影响,容易造成假阴性。

(3)幽门螺杆菌分离培养:细菌培养阳性结果是幽门螺杆菌感染诊断的"金标准",但是培养条件苛刻,耗时长,对操作人员有较高的技术要求,且敏感性低。因此,此方法很少单纯用于幽门螺杆菌感染的诊断,多

第六章　如何确定是否感染了幽门螺杆菌？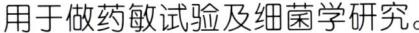

用于做药敏试验及细菌学研究。

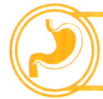 呼气试验有放射性吗？

碳-13和碳-14呼气试验是两种常用的检测幽门螺杆菌感染的方法。幽门螺杆菌是一种与胃炎、胃溃疡甚至胃癌密切相关的细菌，因此准确检测其感染情况对临床诊断和治疗至关重要。这两种呼气试验的原理相似，都是基于幽门螺杆菌产生的尿素酶能够分解尿素这一特性。试验中，患者会服用含有碳-13或碳-14标记的尿素。如果胃中存在幽门螺杆菌，尿素酶会将标记的尿素分解为NH_3和CO_2，后者通过血液进入肺部，最终随呼气排出。通过检测呼出气体中碳-13或碳-14标记的CO_2含量，医生可以判断是否存在幽门螺杆菌感染。

尽管这两种方法的原理相同，但它们在安全性上存在显著差异。碳-13是一种天然存在的稳定同位素，不具有放射性，因此碳-13呼气试验对人体完全无害。这种安全性使得碳-13呼气试验适用于所有人群，包括儿童、备孕者、孕妇及哺乳期女性。由于没有放射性风险，碳-13呼气试验在临床应用中备受青睐，尤其适合需要频繁检测或对辐射敏感的患者群体。

相比之下，碳-14呼气试验则涉及放射性同位素。碳-14虽然放射性极低，且单次检查的辐射剂量远低于日常生活中自然接触的辐射量（如乘坐飞机或接受一次X线检查），但它仍然具有一定的放射性。因此，碳-14呼气试验不建议用于儿童、孕妇、哺乳期女性及年老体弱的患者。尽管碳-14呼气试验对普通成人的影响微乎其微，但对于上述特殊人群，医生通常会优先选择碳-13呼气试验或其他无创检测方法。

综上所述，碳-13呼气试验因其无放射性、安全性高的特点，成为幽门螺杆菌检测的首选方法，尤其适合敏感人群。而碳-14呼气试验虽然也具有较高的诊断准确性，但由于碳-14具有微量的放射性，适用范围相对有限。在选择检测方法时，医生会根据患者的具体情况权衡利弊，以确保诊断的准确性和患者的安全。

是否有居家检测幽门螺杆菌的方法？

近些年来，除了去医院进行胃镜检查或尿素呼气试验来检测幽门螺杆菌，市面上还出现了各种幽门螺杆菌

第六章 如何确定是否感染了幽门螺杆菌？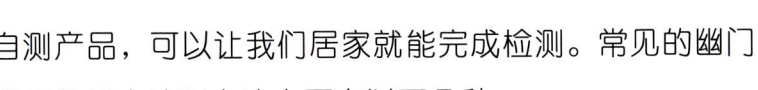

自测产品,可以让我们居家就能完成检测。常见的幽门螺杆菌居家检测方法主要有以下几种。

1. 幽门螺杆菌粪便抗原检测试剂盒

该方法是快速胶体金免疫分析法,用于定性检测人粪便标本中幽门螺杆菌抗原。有研究报道,该方法检测幽门螺杆菌的灵敏度为 90.48%,特异度为 90.00%。检测前需要停服抑酸药 2 周,抗生素、铋剂 4 周。因其操作简便,并且在采样前无须服用任何药物,没有放射性危害,对配合度低的儿童、行动不便的老人,以及对检测安全性要求高的孕妇、哺乳期女性来说,可作为幽门螺杆菌感染个人初筛的一种方法。

2. 幽门螺杆菌快速检测试纸(干化学法)

该方法检测样本为人口腔中的牙垢,用牙签取 2～3 处牙齿间牙垢,将牙垢放于黄色试纸中央,盖上透明标签膜,使粘有牙垢的试纸与衬纸紧密结合,1～3 分钟内观察颜色变化。该方法检测速度快,取样简单,但检测准确性易受口腔清洁度、药物和食物影响。

3. 幽门螺杆菌染色液检测

该方法检测样本为唾液,将采集的唾液加入样品瓶中，与相关反应液混匀，放置5～10分钟后观察样品瓶中颜色，并与标准色卡进行比色。该方法取样简单，检测迅速，但准确性不如尿素呼气试验及组织学检测等方法。

4. 呼气试验检测试剂盒

该方法将碳-13呼气试验制作成方便的检测套装，便于居家检测，检测结果理论上可以达到和医院尿素呼气试验检测相当的准确度。人们根据说明书要求采集呼气样本后，送至有资质的权威检测机构检测，可获得正规的检测报告。

总体而言，居家检测技术可以使更多人方便快捷地了解自己是否感染了幽门螺杆菌。但是，其准确性不如尿素呼气试验，只可作为居家自检的"初筛"，还不能成为是否需要治疗的依据，建议大家还是要前往医院听取消化科医生的建议和指导。

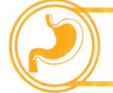 每年都要检测幽门螺杆菌吗？

幽门螺杆菌感染具有持续性特征，未经规范根除治疗通常不会自行消除。对于未接受规范根除治疗的患者，不建议在年度体检中重复进行幽门螺杆菌感染状态检测。然而，对于已完成规范根除治疗的患者，建议在后续体检中将幽门螺杆菌感染状态检测纳入常规项目。特别需要注意的是，在根除治疗结束后的 1~2 年，应避免使用血清学抗体检测方法进行诊断，因为该方法可能无法准确反映当前感染状态，建议采用尿素呼气试验或粪便抗原检测等更可靠的检测方法。

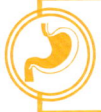 家庭成员感染了幽门螺杆菌，需要全家检测吗？

幽门螺杆菌感染具有明显的家庭聚集性特征，主要通过口-口或粪-口途径在家庭成员间传播。当发现家庭成员感染时，建议其他成员进行相应检查，以评估感染状况并采取必要的预防措施。值得注意的是，虽然大多数感染发生在儿童和青少年，但由于儿童感染后通常不会立即产生严重健康后果，且治疗需要考虑多方面因素，因此不建议对儿童进行常规筛查。对于儿童患者，建议在出现以下情况时考虑检测和治疗：反复发作的消化性溃疡、慢性胃炎、缺铁性贫血等。同时，建议家庭成员注意日常饮食卫生，实行分餐制，避免共用餐具，以降低交叉感染的风险。

第七章

幽门螺杆菌可以根除吗?

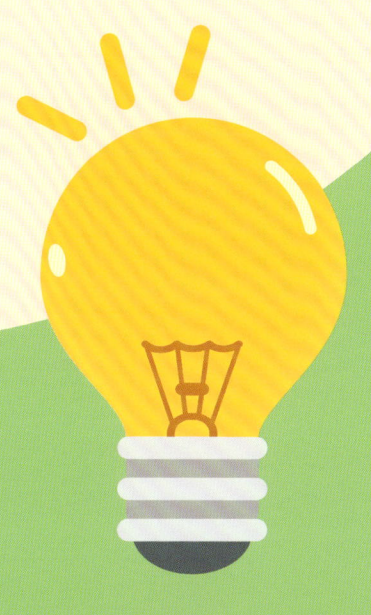

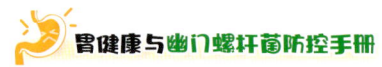

当前,世界范围内仍没有被广泛采纳的预防性或治疗性幽门螺杆菌疫苗,临床药物治疗仍然是幽门螺杆菌感染干预的主要手段。

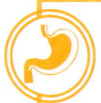
检测出幽门螺杆菌,一定要及时进行根除吗?

对于幽门螺杆菌感染者,若无特殊的抗衡因素(如严重的合并症、药物过敏等),都应考虑进行根除治疗。幽门螺杆菌根除治疗的适应证涵盖了除具备抗衡因素者以外的幽门螺杆菌感染人群。这一治疗策略遵循"检测-治疗"原则,即一旦检测出幽门螺杆菌感染,如果无抗衡因素存在,均应鼓励患者进行根除治疗。

特别值得注意的是,对于有胃癌家族史等高危因素的感染者,强烈推荐进行根除治疗。这是因为幽门螺杆菌感染与胃癌的发生密切相关,根除治疗可以显著降低胃癌的风险。

然而,对于有抗衡因素的感染者,情况则更为复杂。这些抗衡因素可能包括严重的合并症、药物过敏或患者对治疗方案的耐受性差等。在这种情况下,应由临床医生根据根除治疗带来的潜在获益和可能带来的问题,进行个体化的诊断和治疗决策。

1. 根除治疗的益处与风险

根除幽门螺杆菌的益处是显而易见的。首先，它可以有效预防和治疗胃炎、消化性溃疡等疾病。其次，根除治疗可以显著降低胃癌的发生风险，尤其是在高危人群中。此外，根除幽门螺杆菌还可以改善患者的生活质量，减少因感染导致的消化不良等症状。

然而，根除治疗也并非没有风险。常见的副作用包括胃肠道不适、药物过敏反应等。此外，长期使用抗生素可能导致耐药性的产生，这也是临床治疗中需要谨慎考虑的问题。

2. 个体化治疗的重要性

鉴于幽门螺杆菌感染的复杂性和个体差异，个体化治疗显得尤为重要。临床医生应根据患者的具体情况，包括感染程度、合并症、药物耐受性等，制订个性化的治疗方案。这不仅有助于提高治疗效果，还能最大限度地减少副作用和并发症的发生。

总之，幽门螺杆菌感染的检测与治疗是一个复杂而重要的临床问题。通过科学的检测、合理的治疗决策和个体化的治疗方案，我们可以有效控制这一感染，降低相关疾病的发生风险，从而改善患者的生活质量和健康状况。

儿童感染后，需要治疗吗？

儿童是幽门螺杆菌的易感人群，尤其是在家庭内部，通过共用餐具、咀嚼喂食等方式，儿童感染的风险较高。然而，与成人不同，儿童感染幽门螺杆菌后，大多数情况下症状轻微甚至无症状，且发生严重并发症（如消化性溃疡、胃癌）的概率较低。

对于无症状或症状轻微的儿童，通常不建议进行幽门螺杆菌的检查和治疗，原因如下。

（1）并发症风险低：儿童感染幽门螺杆菌后，很少发展为严重的胃部疾病，如胃溃疡或胃癌。大多数儿童感染后仅表现为轻微的消化不良症状，甚至没有任何不适。

（2）再感染风险高：儿童由于免疫系统尚未完全发育，且生活环境（如幼儿园、学校）中接触感染源的机会较多，再感染的风险较高。即使成功根除，也可能再次感染。

（3）治疗副作用大：儿童可用的抗生素种类有限，且治疗过程中可能出现较大的不良反应，如胃肠道不适、过敏反应等。此外，儿童的用药依从性较差，容易导致治疗失败，甚至引发细菌耐药性问题。

老年人感染后，需要治疗吗？

老年人亦是幽门螺杆菌感染的高发人群，感染率随年龄增长而上升。老年人感染幽门螺杆菌后，可能引发或加重慢性胃炎、胃溃疡等疾病，甚至增加患胃癌的风险。此外，幽门螺杆菌感染还可能导致老年人出现不明原因的贫血、营养不良等问题。

1. 根除幽门螺杆菌对老年人的益处

（1）延缓胃黏膜病变：根除幽门螺杆菌可以阻止或延缓胃黏膜萎缩和肠上皮化生的发生，降低胃癌的发生风险。

（2）改善贫血和营养不良：幽门螺杆菌感染可能导致铁和维生素 B_{12} 吸收障碍，根除感染有助于改善贫血和营养不良状态。

（3）提高生活质量：对于有消化不良症状的老年人，

根除幽门螺杆菌可以显著缓解症状，提高生活质量。

2. 谨慎对待根除治疗

尽管根除幽门螺杆菌对老年人有益，但治疗需谨慎，原因如下。

（1）合并疾病多：老年人常同时患有多种慢性疾病（如高血压、糖尿病、心脏病等），且需要长期服用多种药物。根除幽门螺杆菌的治疗方案（如四联疗法）可能与其他药物产生相互作用，会增加不良反应的风险。

（2）药物耐受性差：老年人的肝肾功能可能有所下降，对药物的代谢和排泄能力减弱，容易发生药物不良反应。

（3）个体化治疗：老年患者的治疗方案需要由专科医生根据其具体情况进行获益－风险综合评估，制订个体化的治疗策略。例如，对于有严重基础疾病或预期寿命较短的患者，可能不需要进行根除治疗。

3. 如何为老年人制订治疗方案？

（1）全面评估健康状况：在治疗前，医生会评估患者的整体健康状况，包括肝肾功能、药物过敏史、合并用药情况等。

（2）选择合适药物：根据患者的具体情况，选择副作用较小、耐受性较好的药物组合,并适当调整剂量。

（3）密切监测不良反应:治疗过程中,医生会密切监测患者的不良反应,及时调整治疗方案。

根除幽门螺杆菌,需要如何吃药?

目前尚无能有效彻底根除幽门螺杆菌的单一特效药,医学界广泛采用"四联疗法"进行联合用药,这是一种经过大量临床验证的有效治疗方案。

1. 什么是"四联疗法"?

"四联疗法"顾名思义,是四种药物的组合治疗方案,包括如下几种。

两种抗生素:通常选用阿莫西林和克拉霉素,或者阿莫西林和甲硝唑。抗生素的作用是直接杀灭幽门螺杆菌。对于青霉素过敏的患者,阿莫西林需要替换为甲硝唑,以免发生过敏反应。

质子泵抑制剂:如奥美拉唑,这类药物可以减少胃酸分泌,为抗生素创造一个更有利于其发挥作用的环境。

铋剂:铋剂可以在胃黏膜表面形成保护层,帮助修复受损的胃黏膜,同时有一定的抗菌作用。

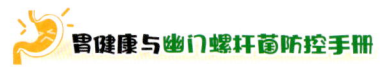

2. 治疗周期与注意事项

整个治疗周期通常为 14 天，研究表明，这种方案的幽门螺杆菌根除率可以达到 85% 以上。然而，治疗的效果很大程度上取决于患者的依从性。以下几点需要特别注意。

（1）足量足疗程：必须严格按照医生的处方剂量和疗程服药，切勿因为"感觉好多了"而自行停药。中途停药不仅会导致细菌未被彻底根除，还可能促使细菌产生耐药性，增加后续治疗的难度。

（2）按时服药：药物的服用时间也非常重要，尤其是质子泵抑制剂和抗生素的搭配使用，必须按照医嘱定时服用，以确保药物在胃内达到最佳浓度。

3. 治疗后的复查

治疗完成后，患者需要在 1 个月后进行幽门螺杆菌的复查，以确认治疗效果。复查前需注意：停用质子泵抑制剂至少 2 周；停用铋剂和抗生素至少 4 周。这是因为这些药物可能会影响检测结果，导致假阴性。

如果复查结果显示根治失败，说明细菌可能产生了耐药性，此时需要根据具体情况调整治疗方案。医生可能会建议进行药敏试验，以选择更加敏感和有针对性的抗生素进行后续治疗。

4. 为什么"四联疗法"如此重要？

幽门螺杆菌的耐药性问题日益严重，单一药物很难彻底根除细菌。而"四联疗法"通过多种药物的协同作用，能够有效降低细菌的耐药性风险，提高根除率。因此，患者在治疗过程中必须严格遵循医嘱，确保治疗的完整性和有效性。

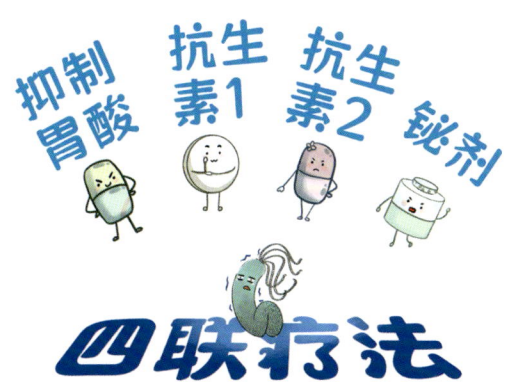

是否可以网购药物治疗幽门螺杆菌？

在互联网时代，网购已经成为我们生活中不可或缺的一部分。从日常用品到电子产品，几乎所有的商品都可以通过几个点击轻松送到家门口。那么，对于幽门螺杆菌感染这种常见的胃部疾病，是否也可以通过网购药物来治疗呢？答案可能并不像你想象的那么简单。

尽管治疗方案已经标准化，治疗过程却并非"一刀切"。所以，不能随意网购药物治疗疾病，原因如下。

（1）个体差异：每个人的身体状况不同，尤其是存在基础疾病（如肝肾功能不全、心脏病等）的患者，用药时需要特别谨慎。医生会根据患者的具体情况调整药物种类和剂量，而网购药物无法提供这种个性化的治疗方案。

（2）耐药性问题：幽门螺杆菌的耐药性在不同地区差异较大。例如，某些地区的幽门螺杆菌对克拉霉素的耐药率较高，而在另一些地区则可能对甲硝唑的耐药率更高。如果患者自行购药，可能会选择不适合的药物，导致治疗失败，甚至加剧细菌的耐药性。

（3）药物不良反应：抗生素的使用并非没有风险。不当使用抗生素可能出现药物不良反应，如胃肠道不适、过敏反应，甚至严重的肝肾功能损害。在医生的指导下用药，可以最大限度地减少这些风险。

（4）治疗方案的复杂性：幽门螺杆菌的治疗通常需要多种药物联合使用，且疗程较长。自行购药可能会导致药物搭配不当或疗程不足，从而影响治疗效果。

在幽门螺杆菌的治疗中，医生的作用不仅仅是开具处方，他们还会根据患者的病史、体检结果和实验室检查结果，制订个性化的治疗方案，并在治疗过程中进行随访和调整。此外，医生还会提供饮食和生活方式的建议，帮助患者更好地恢复健康。

综上所述，虽然网购药物看似方便，但对于幽门螺杆菌感染这种需要精准治疗的疾病，自行购药并不可取。为了确保治疗效果和用药安全，患者应在专科医生的指导下进行治疗。只有这样，才能有效根除幽门螺杆菌，避免不必要的健康风险。

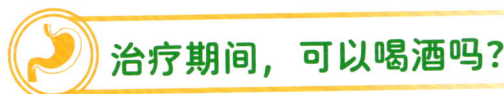

治疗期间，可以喝酒吗？

幽门螺杆菌治疗期间不能饮酒！主要因为以下几方面。

首先，根除幽门螺杆菌的药物含有抗生素，口服抗生素的同时饮酒会引起双硫仑样反应，出现皮肤潮红、瘙痒、发热、头痛、眩晕、恶心呕吐、腹痛、大汗、心动过速、胸闷、烦躁等症状，严重者可致呼吸抑制、急性心力衰竭甚至死亡。

其次,酒精不仅可直接损伤胃黏膜,还能刺激胃黏膜使胃酸分泌增加,这均会加重胃黏膜的损害,引起胃黏膜充血、肿胀、糜烂甚至溃疡,从而出现上腹部隐痛等不适,这在一定程度上降低了患者抗菌治疗的依从性。

除此之外,根除幽门螺杆菌的药物在人体内大多通过肝、肾代谢,而饮酒亦会加重肝、肾的负担,可能导致肝肾功能异常,干扰药物的代谢,进而影响杀菌的疗效。因此,服药期间及停药后7天内禁止饮酒。

治疗结束后,如何进行复查?

在根除幽门螺杆菌的治疗结束后,一般要间隔4～6周方可复查幽门螺杆菌,以确认治疗效果,过早检查的话,由于前期治疗药物的潜在影响,可能导致检查结果不准。如果复查间隔过长,如根治后3个月或半年再查,结果若为阳性,就无法判断是上次根治失败还是根治成功后的再次感染。

注意复查前至少停用质子泵抑制剂2周、抗生素和铋剂4周,否则会出现假阴性。

复查的方式建议为碳-13或碳-14呼气试验，如果结果是阴性的话，代表此次根除幽门螺杆菌治疗成功。如果复查结果提示根治失败（耐药），则需要择期继续调整药物进行治疗，必要时做药敏试验，选取更加敏感和有针对性的抗生素。

根除幽门螺杆菌后，还会再次感染吗？

幽门螺杆菌感染后可产生血清抗体IgG，这种抗体在细菌被根治后可长期存在，但却缺乏免疫保护作用。因此，成功根治幽门螺杆菌后人体仍有可能发生再次感染。

据专家估计，我国人群平均每年再感染率为3%左右，5年再感染率在4%～8%。虽然再感染的概率较低，但仍存在再感染的风险。

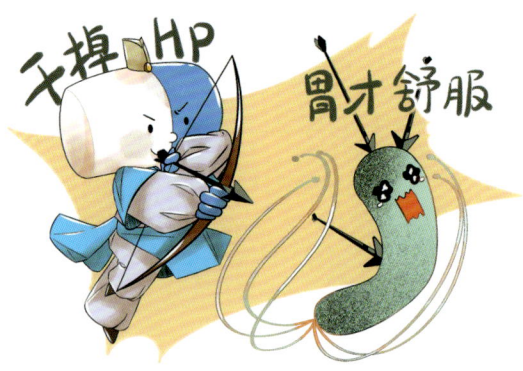

因此，成功根治幽门螺杆菌后，仍需重视幽门螺杆菌的防控与管理，包括：以家庭为单位的幽门螺杆菌检测与治疗，减少家庭内传染；注意手卫生和饮食卫生，养成良好的卫生习惯；提倡分餐制度，强化公筷、公勺意识；多吃新鲜蔬菜水果，少吃油炸腌制食品；增强运动，保持心情愉悦等。

第八章
幽门螺杆菌如何传播？

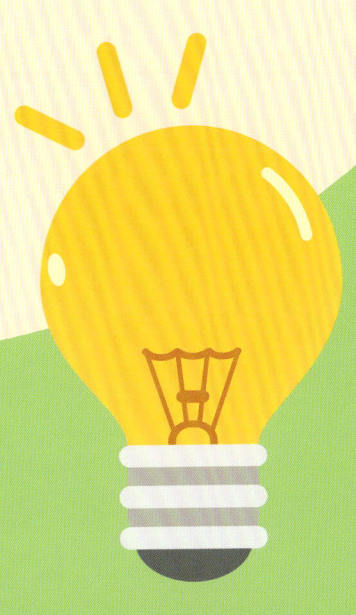

幽门螺杆菌，是一种形态独特的革兰阴性杆菌，能够在人体胃部强酸环境中顽强生存。幽门螺杆菌会引发胃部感染，导致约90%的感染者出现慢性胃炎，15%～20%的感染者可能进一步发展为消化性溃疡，更与胃癌的发生紧密相关。流行病学数据显示，在我国，幽门螺杆菌感染率接近50%，约有7亿人受到其困扰。鉴于其高度传染性，我们必须提高警惕，采取有效措施守护胃部健康，不让"幽"菌有机可乘。

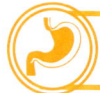 幽门螺杆菌有哪些传播途径？

幽门螺杆菌的传播途径具有多样性，其主要的传播途径如下。

1. 口—口传播

幽门螺杆菌可通过胃－食管反流进入口腔，存在于唾液、牙菌斑、龋齿及反流呕吐物中，并通过唾液、亲吻或沾染餐具、食材等进行传播。尤应注意的是，家庭中母亲或其他成员的一些不良喂食习惯，如口对口喂食、咀嚼食物后喂食、亲吻婴儿口唇，以及让婴儿使用大人的餐具、吸管等，均可能增加婴幼儿幽门螺杆菌感染的

第八章 幽门螺杆菌如何传播？

风险。

2. 粪－口传播

幽门螺杆菌会随着粪便排出，从而污染水源和食物。若有人饮用或食用被污染的水和食物，或接触患者粪便后未洗手即进食，均有可能感染幽门螺杆菌。

3. 医源性传播

侵入式检查如胃、喉镜，口腔、牙科、鼻腔的治疗等，若使用的医疗器械未经过严格消毒，也可能造成感染。

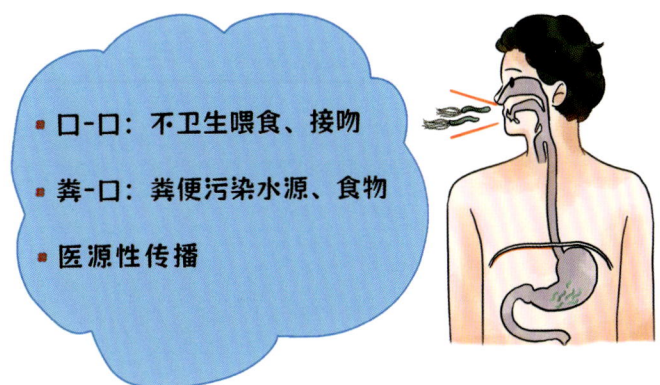

幽门螺杆菌感染的传播途径

- 口-口：不卫生喂食、接吻
- 粪-口：粪便污染水源、食物
- 医源性传播

幽门螺杆菌会"一人感染,全家遭殃"吗?

幽门螺杆菌感染存在家庭聚集的现象。我国发布的《中国居民家庭幽门螺杆菌感染的防控和管理专家共识(2021年)》中强调,在家庭环境中,由于成员间接触密切,且可能存在共用餐具、食物等习惯,因此幽门螺杆菌可以在家庭内部发生传播。

虽然幽门螺杆菌感染在家庭中具有较高的传播风险,但并非所有家庭成员都会同时感染。每个人的体质和免疫力不同,因此感染的概率也会存在差异。然而,即使只有一位家庭成员感染了幽门螺杆菌,其他家庭成员也应该引起高度重视,并采取相应的预防措施以降低感染风险。

一起吃饭会传染幽门螺杆菌吗?

幽门螺杆菌是一种能在人体胃部强酸环境中生存的细菌,主要通过口-口传播、粪-口传播等途径在人群中传播。口-口传播尤为常见,它可以通过唾液在人与人之间的密切接触中传播。例如,当与感染者接吻、共用餐具时,或感染者咳嗽、打喷嚏时,幽门螺杆菌都有可能"趁机而入"。

在共同进餐时,如果感染者使用了餐具,细菌残留其上,而随后其他人又使用了同一套餐具,或者食物、饮料被感染者唾液污染,那么幽门螺杆菌就有可能通过口腔进入消化道,从而引发其他人的感染。因此,一起吃饭确实存在感染幽门螺杆菌的风险。

咀嚼喂食会使小朋友感染幽门螺杆菌吗?

在育儿过程中,许多家长出于对孩子的关爱,会采取各种方式来确保孩子获得充足的营养和更好地消化食物。然而,有一种传统的喂食方式——咀嚼喂食,却可能给孩子带来健康隐患,尤其是增加感染幽门螺杆菌的风险。

幽门螺杆菌不仅存在于感染者的唾液、牙齿上的牙菌斑及蛀牙中,还能在多种食物如牛奶、速食食品、蔬菜、果汁和肉类中存活一定时间。这些食物成为幽门螺杆菌感染的主要媒介。感染幽门螺杆菌的家长咀嚼食物后喂养婴幼儿,细菌会通过口-口途径传播,导致婴幼儿感染。这是家庭内幽门螺杆菌传播,尤其是儿童感染的主要途径,并可能引发家庭成员的共同感染或反复感染。

值得注意的是,即使家长未感染幽门螺杆菌,通过咀嚼喂食也会将口腔中的其他细菌传给婴幼儿。由于婴幼儿的抵抗力较弱,这可能会增加他们罹患其他疾病的风险。因此,家庭成员应注意养成良好的生活习惯,如餐前便后勤洗手、确保餐具碗筷洗净并消毒等。同时,应摒弃错误的喂养习惯,如咀嚼喂食,而采用辅食机、碎肉机、料理机等食物加工器械来处理食材,以降低儿童感染幽门螺杆菌的风险。

接吻会传染幽门螺杆菌吗?

接吻,作为人类情感交流中一种普遍的表达方式,不仅传递着爱意与亲密,也成为文化和社会交往中的重要一环。然而,在接吻的过程中,双方的唾液会进行交换,这为幽门螺杆菌的传播提供了潜在的机会。如果一方是幽门螺杆菌的感染者,且口腔内细菌载量较高,那么接吻时就有可能将细菌传染给对方。这种传播风险虽然存在,但并非绝对。它受到多种因素的影响,如接吻的方式、

第八章 幽门螺杆菌如何传播？

持续时间、双方口腔健康状况及个体免疫力等。

总之，虽然接吻是表达爱意的美好行为，但在特定情况下，如已知对方为幽门螺杆菌感染者时，应适当考虑其潜在的感染风险。通过养成良好的个人卫生习惯和采取必要的预防措施，我们可以在享受亲密的同时，有效降低幽门螺杆菌传播的风险，保护彼此的健康。

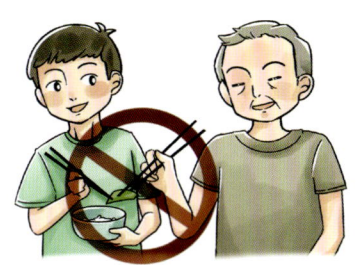
给别人夹菜

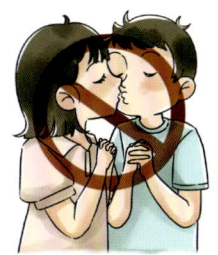
接吻

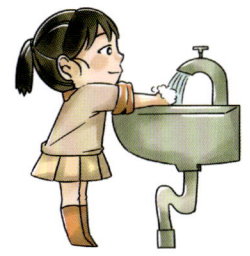
饭前饭后不洗手

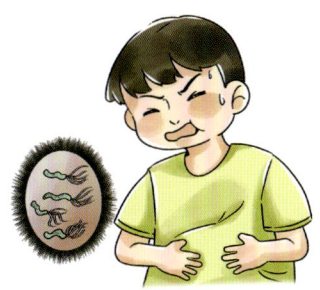
无处不在的Hp

第九章

如何预防幽门螺杆菌感染?

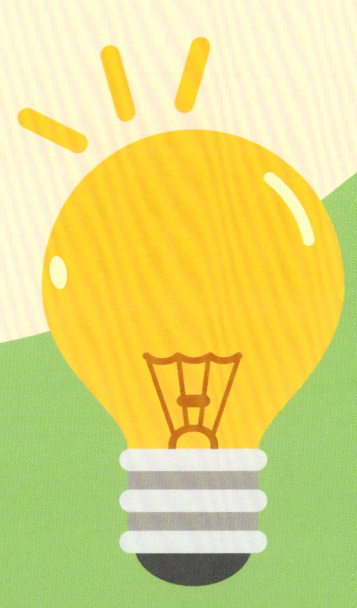

胃，作为人体的活力与动力之源，其健康至关重要。然而，幽门螺杆菌这一隐形健康威胁正悄然侵袭。只有科学防"幽"，才能让健康生活远离"幽"愁，自在无忧。

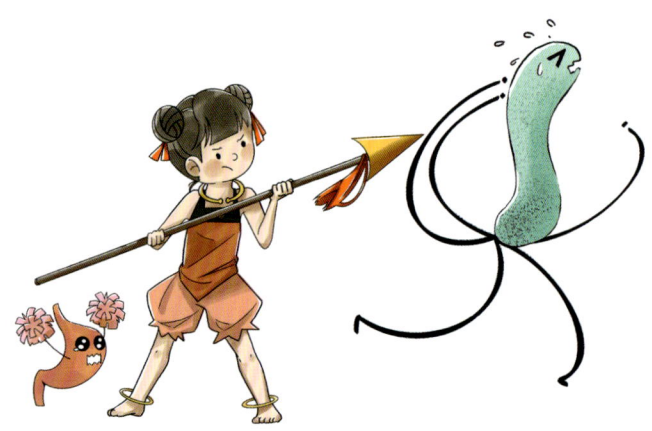

哪些是幽门螺杆菌感染的高危人群？

1. 12 岁以下儿童

幽门螺杆菌感染在儿童和青少年中常见，尤其是 12 岁前，可能会导致萎缩性胃炎和肠化生。母亲比家庭中其他成员更易将细菌传给子女，这与共用餐具、分享食物、咀嚼后喂食及亲吻等行为有关，同时兄弟姐妹间也易相互传播。

2. 老年人

老年人群体由于常伴随心脑血管和其他系统疾病，或需要长期服用多种药物，导致免疫力相对较弱，因此成为幽门螺杆菌的易感人群。一旦感染，由于老年人机体衰老，免疫系统难以有效清除细菌。

3. 消化系统疾病患者

对于已经患有消化系统疾病的人群，如消化性溃疡患者，其胃部黏膜受损，抵抗力降低，因此感染幽门螺杆菌的风险显著增加。据统计，这类患者的感染率高达70%～90%。

哪些健康生活习惯可以预防幽门螺杆菌感染？

要预防幽门螺杆菌感染，可以采取以下措施。

1. 养成良好的个人卫生习惯

例如勤洗手，是预防感染传播的重要措施。在接触食物前、饭前饭后、上厕所后等情况下，务必用肥皂和流动水洗手。

2. 注意口腔卫生

幽门螺杆菌可在牙垢和龋齿上生长繁殖，感染幽门螺杆菌后口腔会产生异味，应养成餐后刷牙或餐后漱口，定期更换牙刷及消毒牙杯的习惯。

3. 避免重复感染和交叉感染

家庭成员中如果有人被诊断为幽门螺杆菌感染，其他家庭成员应及时接受检测和治疗，同时应尽量避免共用茶杯、毛巾、牙刷杯等行为，防止感染的传播和复发。

4. 使用公筷公勺

在用餐时，增强使用公筷公勺的意识，避免直接用手触摸食物。

5. 采取分餐制

在家庭或集体用餐时，可以采取分餐制，每个人使用独立的餐具和碗盘，避免食物交叉污染。

6. 食用安全食品和饮用干净水

避免食用受污染的食品和饮用受污染的水，尤其是在旅行或外出就餐时要格外注意。

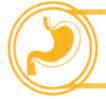 聚餐时如何避免幽门螺杆菌感染？

人与人之间的互相传播是幽门螺杆菌的重要传播途径，对经常外出聚餐的人来说，确实存在更高的感染风险。然而，在我国，聚餐有时难以避免，但只要我们注意以下几点，就可以有效降低在聚餐时感染幽门螺杆菌的概率。

1. 选择信誉好的饭店

优先选择那些有良好卫生记录和口碑的饭店，这样可以大大降低食物和水源被污染的风险。

2. 注意个人卫生

在聚餐前，务必用流动水和肥皂洗手，确保手部清洁。使用餐具时，避免直接用手接触食物，以减少细菌的传播机会。

3. 推行分餐制

如果条件允许，可以推行分餐制，避免共用餐具和食物，从而减少交叉感染的风险。

4. 使用公筷公勺

在聚餐时，使用公筷或公勺夹取食物，避免个人餐具与食物直接接触，这样有助于降低幽门螺杆菌的传播风险。

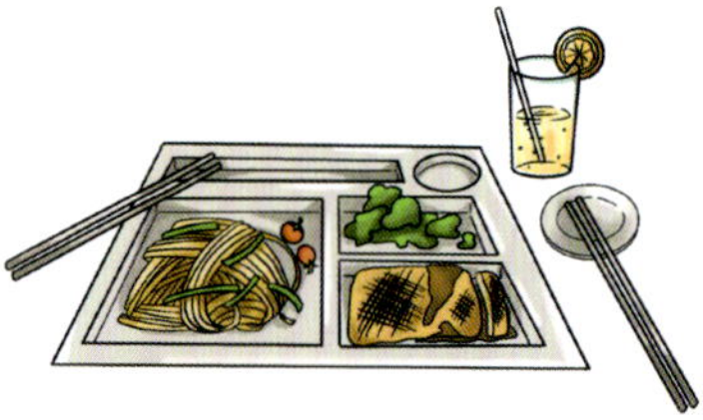

- 分餐制（公筷公勺）
- 消毒餐具 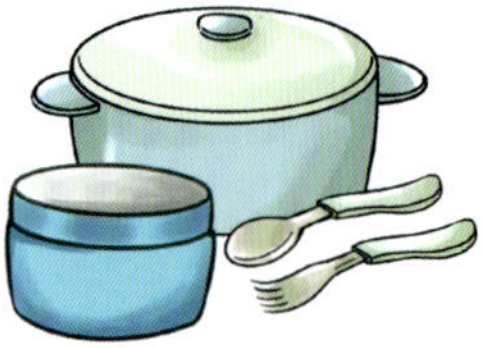
- 不口对口喂食 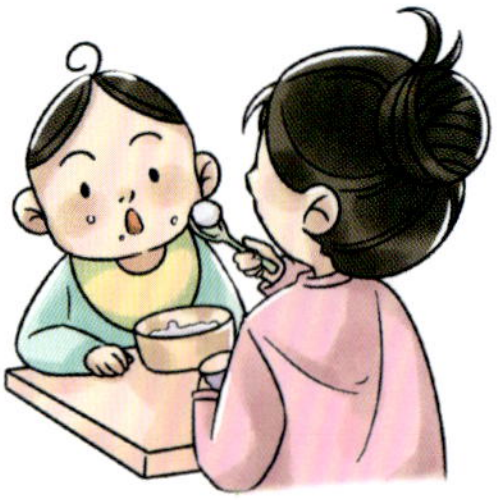
- 餐前洗手 餐后漱口 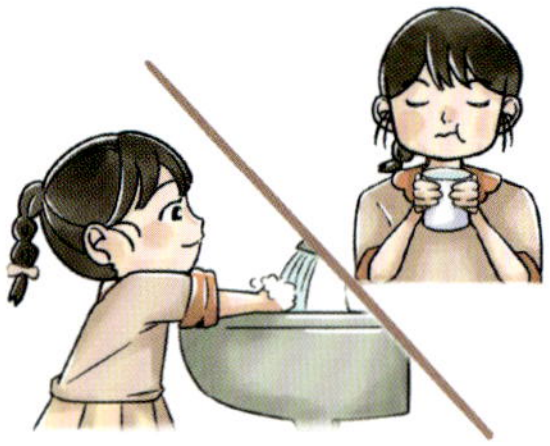
- 洗净蔬菜和水果 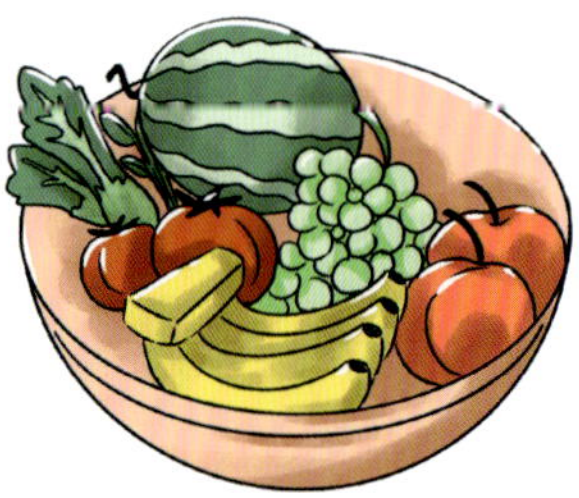
- 定期碳-14检测

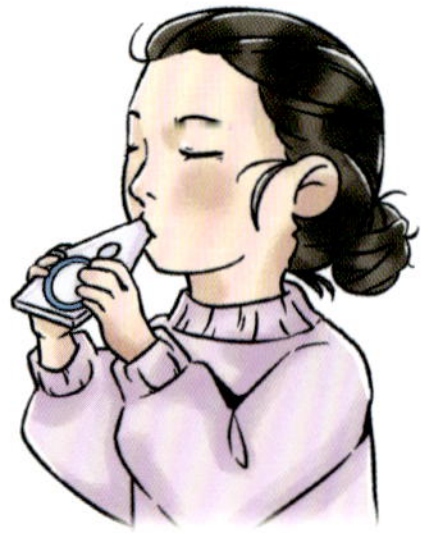

5. 关注食品安全

选择新鲜、熟透的食物，避免食用生或半生的食物，如生肉、生蛋、生海鲜等，这些食物可能携带幽门螺杆菌。

6. 定期检查与治疗

如果经常出现消化道症状，或者怀疑自己已经感染了幽门螺杆菌，应及时就医进行检查和治疗。

通过遵循以上措施，我们可以在聚餐时有效降低感染幽门螺杆菌的风险。同时，提高健康意识，养成良好的个人卫生习惯，也是预防幽门螺杆菌感染的重要措施。在享受美食的同时，也要时刻关注健康安全。

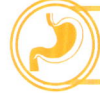 吃外卖会增加幽门螺杆菌的感染风险吗？

在快节奏的现代生活中，外卖已成为许多人解决餐饮问题的主要方式。然而，随着外卖行业的蓬勃发展，关于其食品安全和健康隐患的讨论也日益增多。

外卖食品的卫生状况是影响幽门螺杆菌感染风险的重要因素。由于外卖行业的竞争激烈，一些商家为了追求口感、降低成本或延长食品的保存时间，可能会在食材处理、烹饪和包装等环节上"另辟蹊径"，导致食品受到污染。

如果外卖食品在制作过程中未严格遵守食品安全规范，或者储存运输条件不适宜，就有可能携带幽门螺杆菌等有害微生物。除外卖食品本身的卫生状况外，食用者的个人卫生习惯也是影响幽门螺杆菌感染风险的关键因素。如果食用者在取餐、用餐前未做好手部清洁或餐具消毒工作，就有可能通过口－口途径或粪－口途径感染幽门螺杆菌。此外，如果食用者免疫力低下、长期使用免疫抑制药物等，也更容易受到幽门螺杆菌的侵袭。

为了降低吃外卖时感染幽门螺杆菌的风险，我们可以采取以下措施。

（1）选择正规可靠的餐饮机构：在点餐时，优先选择那些有良好口碑、卫生状况良好的餐饮机构。我们可以通过查看商家的营业执照、卫生许可证等证件，以及阅读其他消费者的评价来判断其可靠性。

（2）注意食品的烹饪方式和新鲜程度：尽量选择经过充分加热、烹饪熟透的食物，避免选择生冷、半生的食品。同时，关注食品的新鲜程度，避免食用过期或变质的食品。

（3）做好个人卫生和餐具消毒工作：在取餐和用餐前，务必用流动水和肥皂洗手，确保手部清洁。如果条件允许，可以自备餐具并定期进行消毒处理。

第九章 如何预防幽门螺杆菌感染？

（4）增强免疫力：保持良好的生活习惯和饮食习惯，适当进行体育锻炼，增强身体免疫力，以降低感染幽门螺杆菌的风险。

因此，在享受外卖便利的同时，关注食品卫生和个人卫生习惯，是预防幽门螺杆菌感染不可或缺的一环。

如何进行家庭消毒预防幽门螺杆菌感染？

幽门螺杆菌作为一种常见的胃部致病菌，其传播途径多样，家庭环境是其传播的重要场所之一。以家庭为单位的预防是阻断幽门螺杆菌感染和传播的重要策略。

1. 家庭厨房消毒

（1）厨房是食品加工和制作的主要场所，也是幽门螺杆菌等有害微生物滋生的潜在区域。因此，定期进行厨房消毒是预防幽门螺杆菌感染的关键。

（2）保持厨房通风：厨房应保持良好的通风条件，定期开窗通风，以减少有害微生物的滋生。

（3）清洁厨房：使用清洁剂和热水彻底清洁厨房台面、橱柜、水槽等表面，去除食物残渣和油脂。

（4）使用消毒剂：在清洁后，可使用稀释的漂白水（每升水中加入 5 毫升漂白水）或专用的厨房消毒剂对厨房进行消毒。

（5）注意厨房垃圾处理：及时清理厨房垃圾，避免垃圾长时间堆积，以减少有害微生物的滋生。

2. 器具餐具消毒

器具餐具是食品传递的媒介，也是幽门螺杆菌等有害微生物传播的重要途径。因此，对器具餐具进行彻底消毒是预防幽门螺杆菌感染的重要措施。

（1）煮沸消毒：将器具餐具放入沸水中煮沸至少 5 分钟，可有效杀灭幽门螺杆菌等有害微生物。

（2）蒸汽消毒：使用蒸汽消毒器对器具餐具进行消毒，蒸汽温度应达到 100 ℃，消毒时间不少于 15 分钟。

（3）定期更换餐具：对于易滋生细菌的木质或竹制餐具，应定期更换，以减少有害微生物的滋生。

3. 抹布消毒

抹布是厨房清洁的重要工具，但也是有害微生物滋生的潜在温床。因此，对抹布进行定期消毒是预防幽门螺杆菌感染的必要步骤。

（1）煮沸消毒：将抹布放入沸水中煮沸至少 15 分钟，可有效杀灭有害微生物。

（2）消毒液浸泡：将抹布浸泡在稀释的漂白水（每升水中加入 5 毫升漂白水）或专用的消毒液中，浸泡时间不少于 30 分钟。

（3）定期更换抹布：抹布使用一段时间后，会积累大量的油脂和污垢，成为有害微生物滋生的温床。因此，应定期更换抹布，以保持清洁和卫生。

（4）专区专用：不同的区域使用不同的抹布，避免混用。同时，应根据使用对象和污渍性质、程度的不同，对抹布分批清洗、消毒。

总之，家庭消毒是预防幽门螺杆菌感染的重要措施之一。定期进行厨房消毒、器具餐具消毒及抹布消毒，可有效预防幽门螺杆菌感染的发生。同时，家庭成员也应提高健康意识，关注个人卫生和饮食习惯，共同维护家庭健康。

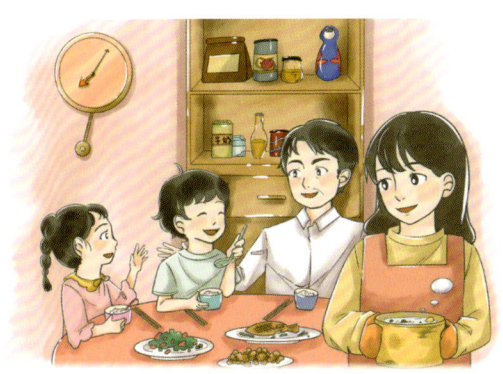

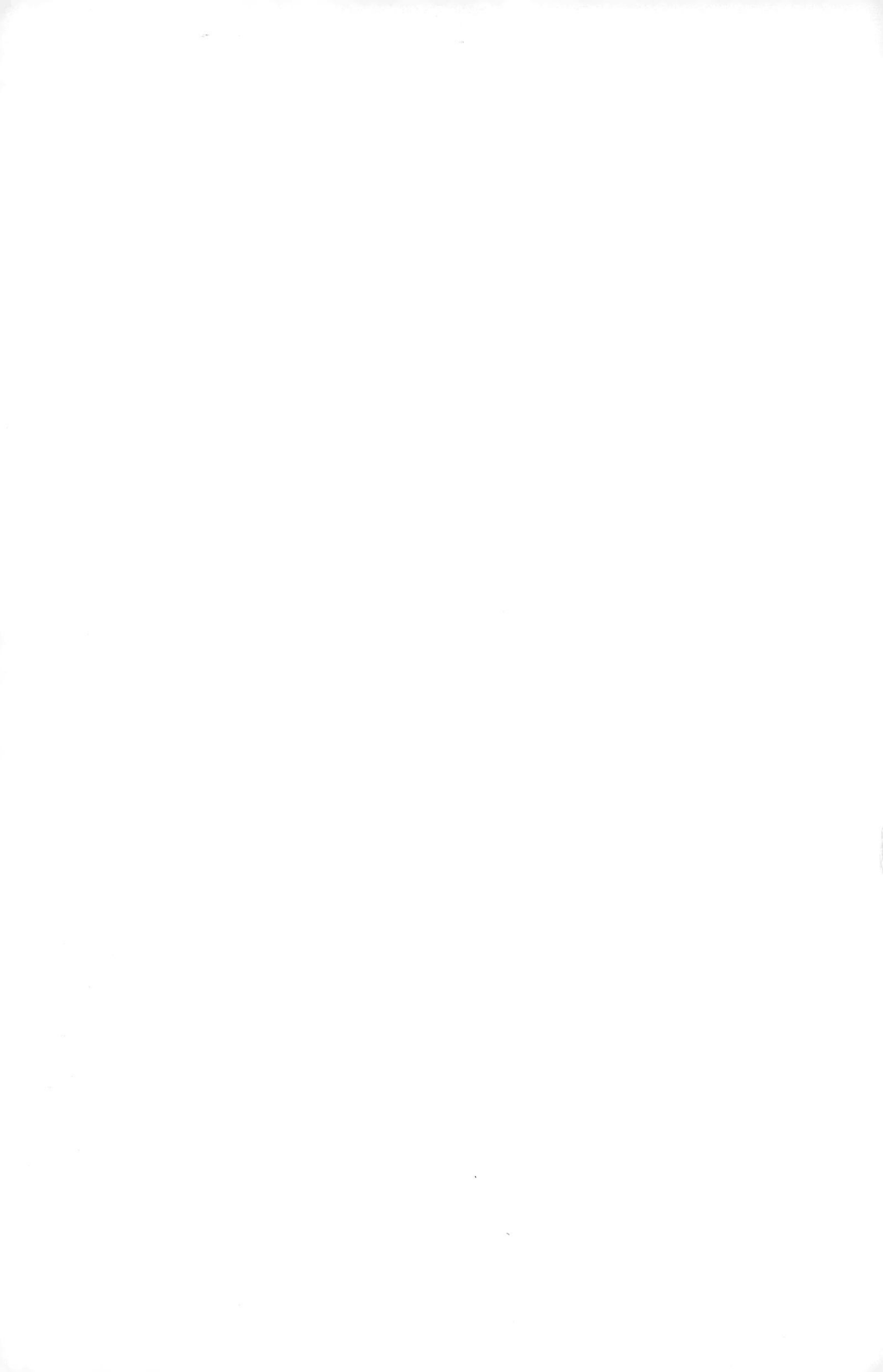